# TRAITEMENT

DES

# MALADIES CHRONIQUES DE LA MATRICE

## GUÉRISON

DES DÉVIATIONS ET INFLEXIONS

JUSQUE-LA RÉPUTÉES INCURABLES

PAR UN NOUVEAU PROCÉDÉ OPÉRATOIRE EXEMPT DE TOUT DANGER

PAR

LE DOCTEUR ABEILLE,

Chevalier de la Légion d'honneur; Ancien médecin de l'hôpital du Roule;
Deux fois lauréat de l'Institut de France;
Deux fois lauréat de l'Académie nationale de médecine;
Lauréat du Val-de-Grâce;
Médaille d'or de la Société de médecine de Toulouse;
Ancien président de la Société de médecine pratique de Paris;
Membre des Sociétés de médecine de Bordeaux, Lyon, Toulouse, Marseille, Dijon, etc., etc.

PARIS

J.-B. BAILLIÈRE ET FILS, LIBRAIRES-ÉDITEURS,

19, RUE HAUTEFEUILLE, 19

1875

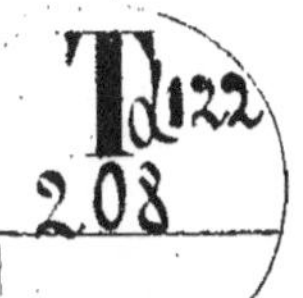

PARIS. — Imprimerie DURAND, rue du Bac, 83.

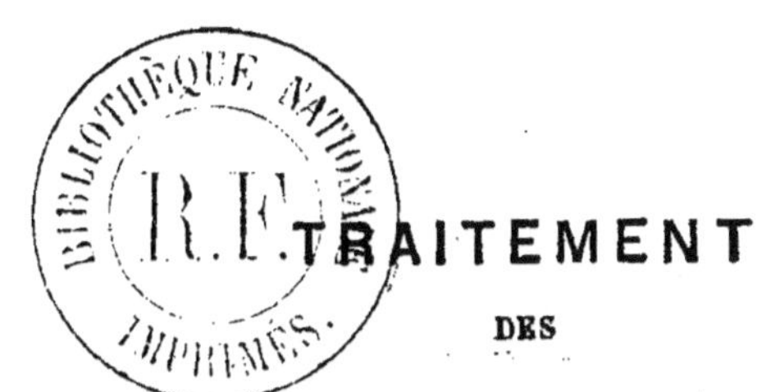


# TRAITEMENT

DES

# MALADIES CHRONIQUES DE LA MATRICE

---

## DÉVIATIONS ET INFLEXIONS

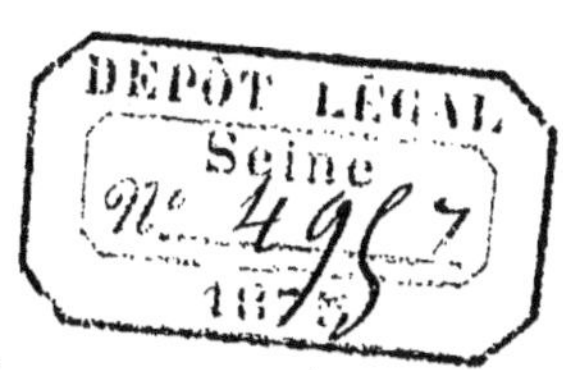

PARIS. — Imprimerie DURAND, rue du Bac, 83.

# TRAITEMENT

DES

# MALADIES CHRONIQUES DE LA MATRICE

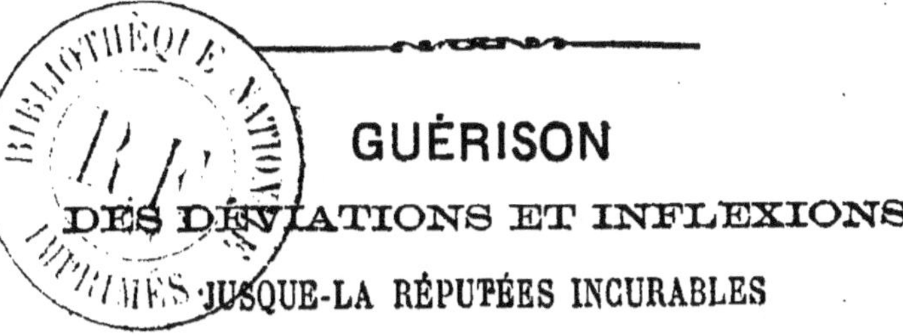

## GUÉRISON

DES DÉVIATIONS ET INFLEXIONS

JUSQUE-LA RÉPUTÉES INCURABLES

PAR UN NOUVEAU PROCÉDÉ OPÉRATOIRE EXEMPT
DE TOUT DANGER

PAR

LE DOCTEUR ABEILLE,

Chevalier de la Légion d'honneur; Ancien médecin de l'hôpital du Roule;
Deux fois lauréat de l'Institut de France;
Deux fois lauréat de l'Académie nationale de médecine;
Lauréat du Val-de-Grâce;
Médaille d'or de la Société de médecine de Toulouse;
Ancien président de la Société de médecine pratique de Paris;
Membre des Sociétés de médecine de Bordeaux, Lyon, Toulouse, Marseille,
Dijon, etc., etc.

PARIS
J.-B. BAILLIÈRE ET FILS, LIBRAIRES-ÉDITEURS,
19, RUE HAUTEFEUILLE, 19

1875

# AVANT-PROPOS

« Les inflexions de l'utérus sont des résultats pathologiques incurables et les ressources thérapeutiques employées pour les guérir sont ou impuissantes ou dangereuses; et quant aux déplacements bien réels, bien constatés, il faut recourir aux pessaires pour remédier aux inconvénients qu'ils suscitent, sans prétendre les guérir. » (Rapport de Paul Dubois dans la discussion devant l'Académie de médecine, 1848.)

Les déviations extrêmes de l'utérus ne tuent pas, mais on ne les guérit pas. » (Velpeau, dans la discussion devant l'Académie de médecine, 1848.)

« Il faut encore revenir aujourd'hui au jugement de Velpeau : Les déviations de l'utérus ne tuent pas, mais on ne les guérit pas. » (Pajot, leçons à la Faculté de médecine de Paris, 1874.)

---

Le jugement des hommes est sujet à révision, et cela est encore plus vrai dans la science que dans les autres questions de la vie, car nul ne peut assigner une limite, fixer une barrière pour dire à la science : tu n'iras pas plus loin.

Les bornes posées par les maîtres prétendus dirigeants, ou modérateurs d'il y a trente ans, ont été tellement reculées depuis, que c'est à peine si on ose y croire. Je ne prends que deux exemples frappants, la thoracenthèse et l'ovariotomie. Chomel, grand modérateur, Louis, grand observateur, répudiaient absolument la première, en 1849, devant l'Académie de médecine, le premier la regardant comme dangereuse et inapplicable, le second comme n'ayant jamais rencontré un cas où elle pût être mise en pratique. Cependant, notre ami J. Guérin, la pratiquait fréquemment avec succès, Trousseau faisait de même, et tous deux luttaient en sa faveur. En 1853, je l'avais pratiquée cinquante fois et avais démontré ses avantages et son inocuité, ce dont témoigne la thèse de Fournier, mon élève (1). En 1852, dans mon traité des hydropisies et des kystes, je soutenais qu'il faut opérer dès que l'épanchement résiste aux moyens ordinaires. En 1854, dans le *Moniteur des hôpitaux*, j'ajoutais que la thoracenthèse est non-seulement un moyen de guérir l'épanchement pleural, mais encore un puissant moyen de guérir la pleurésie, cause première et persistante.

Aujourd'hui la thoracentèse est monnaie courante dans la science et on en use même dès les premiers dix ou quinze jours d'un épanchement qui résiste ou augmente.

On traita d'incendiaires les premiers auteurs des injections iodées dans la plèvre à la suite des épanchements purulents, Boinet, Aran et moi. Aujourd'hui, on en use avec plus de confiance que nous, même avec exagération.

En 1856, dans la discussion sur l'ovariotomie devant l'Académie de médecine, on s'éleva unanimement contre cette opération. Elle est aujourd'hui en pleine vogue et à juste titre. Ainsi va la science.

Aux négations des maîtres qui ont proclamé qu'on ne guéritpas les déviations utérines et qui, par cela même, ont porté le découragement dans l'âme des praticiens et le désespoir dans le cœur d'une foule de pauvres malades vouées à tout jamais à une vie de souffrance, d'ennui, parfois de dégoût, et dont un bon nombre préfèreraient mourir que de vivre avec une pareille chaîne, nous opposons carrément une affirmation contraire. Nous guérissons les déviations utérines et les inflexions par un procédé opératoire dont toutes les chances, calculées d'après la physiologie, les données anatomiques et anatomo-pathologiques, nous faisaient présager le succès sans faire courir de danger aux malades. Les faits cliniques, fort nombreux aujourd'hui, sont venus confirmer nos prévisions et constituer une innovation qui sera un jour définitivement acquise à la science.

L'opération peut paraître hardie; elle n'est que rationnelle et raisonnée; elle peut paraître terrible, surtout aux malades, elle n'en a que l'apparence et n'est presque point douloureuse, à tel point que les plus pusillanimes la supportent sans sour-

(1) *De la thoracentèse*, thèse inaugurale, Fournier. — Paris, 1853.

ciller ; elle peut, de prime abord, sembler exposer à quelques accidents graves, ce n'est qu'une question de manuel opératoire avec lequel les générations se familiariseront. Enfin l'utérotomie ou sections opérées sur certaines parties de l'utérus au moyen d'instruments tranchants incandescents, à formes multiples et variées, a l'immense avantage de préserver de tous les accidents septicémiques ou pyémiques si fréquents à la suite des opérations pratiquées avec les instruments tranchants à froid, qui laissent des vaisseaux ouverts après leur action, en même temps qu'elle limite le champ de l'inflammation consécutive beaucoup mieux que les caustiques dont on se sert sur d'autres parties du corps pour éviter les accidents que nous venons de signaler. Le nombre de nos opérés s'élève aujourd'hui au chiffre de 70. Nous n'avons eu qu'un accident dans tous ces cas, et, cet accident dû à quelques vaisseaux sectionnés et restés béants par suite d'une chaleur portée au blanc et ayant échappé à l'action de fers au rouge brun après, a été maîtrisé aussitôt qu'il s'est manifesté. Dans tous les cas où les déviations extrêmes et les inflexions sont libres d'adhérences, le succès est constant ; et dans ceux au contraire où des brides anciennes intra-pelviennes maintiennent solidement dans sa position vicieuse l'organe dévié, cas très-rares heureusement, nous obtenons encore un demi-succès, une amélioration qui change la situation des malades et les débarrasse de toutes les lésions consécutives qui sont la source majeure de leur souffrance, telles que phlegmasie catarrhale chronique, érosions, ulcérations, granulations, épaississement des lèvres du museau de tanche et de partie du col, etc., etc.

Un pareil bilan est fait pour entraîner la conviction dans l'esprit des praticiens et pour les pousser à suivre cette ligne désormais tracée et consacrée par l'expérience d'un seul, mais expérience d'un homme rompu dans la pratique de la chirurgie utérine où il a abordé et vaincu les plus grandes difficultés dans les opérations les plus compliquées, et qui ayant été pendant quinze ans à la tête de services de clinique médicale dans les hôpitaux, apporte dans ses prévisions et les suites des opérations cette bonne direction thérapeutique qui assure le succès après l'opération exécutée.

# TRAITEMENT

# DES MALADIES CHRONIQUES DE L'UTÉRUS

## NOUVEAU PROCÉDÉ OPÉRATOIRE POUR LA GUÉRISON DES DÉVIATIONS ET INFLEXIONS

### A. — HISTORIQUE

La rétroversion a été connue d'Hippocrate, mais c'est plus particulièrement durant la gestation, et je n'ai pas à m'en occuper ici. Aœtius a distingué à coup sûr la rétroversion dans l'état de vacuité de l'utérus, et en a donné une description. Ambroise Paré, qui s'est occupé des affections utérines, reste dans le vague. Morgagni, dans sa lettre XLVI, donne la description d'un cas de déviation de l'utérus en arrière.

Israël-Spachius, professeur de Strasbourg, dans son livre publié, en 1597, *Gynæciorum, sive de mulierum*, etc. *Affectibus et morbis*, parle des déviations utérines.

Grégoire, chirurgien de Paris, dans son cours d'accouchement, faisait connaître à ses élèves, avec détails, l'antéversion et la rétroversion, et Walther-Wal, l'un de ses élèves, de retour en Angleterre, consulté pour un cas de rétroversion, en 1754, pria le célèbre Hunter de l'assister de ses conseils. La malade succomba le huitième jour après des tentatives d'opération de réduction.

En 1770, Hunter, dans un travail publié dans le quatrième volume du recueil *Medical observation and inquiries*, donna le nom de rétroversion aux déviations utérines, nom généralement adopté depuis. Walther-Wal et Lyne, appelèrent ce déplacement *hernia uteris*, Levret le dénomma renversement transversal, et Desgrange, incubation.

Levret s'occupa activement des déviations durant la grossesse, et dans l'état de vacuité de l'utérus C'est lui qui signala le premier les déviations chez la femme vierge. On contesta ensuite ce fait établi par Levret, et Fr. John, qui soutenait que les déviations ne peuvent avoir lieu en dehors de la grossesse, fut obligé de s'amender sous la pression de faits positifs, publiés après l'observation de Levret.

Le Mémoire de Desgranges fut couronné en 1783, par l'Académie de chirurgie. D'autres auteurs ont publié des travaux spéciaux sur la matière; il convient de citer Frédéric John (*De utèro retroverso*, 1787); *Ockellfessay* (ou *Retroversion of the uterus*, 1785); Murray, (*Uteri retroversionum animodvæsiones*, 1797) ; Baudelocque, (*Du renversement de la matrice*, 1803); Mériman, (*On retroversion of the womb*, 1810); Schweighauser (*Aufs'aetze uber einige*, etc., 1817) ; Schmilt (*Bemerkungen und enfeihr* ou *Remarques et experiences sur la rétroversion*, Vienne, 1820).

Lacroix, dans sa thèse sur l'antéversion et la rétroversion, groupa avec ses observations propres, plusieurs autres faits puisés dans le Mémoire de Schmit. Destrée, publia en 1823, une thèse sur le même sujet; puis, parurent celle de Finay, et de nombreux articles sur la matière, dans divers traités d'accouchement et plusieurs journaux de la presse étrangère.

Il faut arriver à la thèse d'Ameline, parue en 1827, pour voir l'étude des antéversions et rétroversions prendre de grandes proportions, et s'ouvrir pour ainsi dire, une ère nouvelle. La description de cet auteur, au sujet de la symptomatologie, est complète. Il admet deux degrés dans la déviation, tantôt l'utérus est placée transversalement, tantôt il oblique de façon qne le niveau du corps de l'organe reste inférieur à celui du col. Ce dernier cas est très-rare, cependant je l'ai observé moi-même une fois, chez une jeune commerçante de l'Ille, que m'avait adressé mon excellent confrère Guéry, pour l'examiner et lui donner des soins. C'est encore à Ameline, qu'on doit d'avoir signalé l'antéflexion et la rétroflexion, l'une et l'autre pouvant accompagner l'antéversion et la rétroversion. Mais, comme ses successeurs, même Valleix, après avoir signalé ce point important, il ne vit point qu'il n'y a presque pas d'antéversion ou rétroversion un peu ancienne, qui forcément ne soit suivie d'une inflexion du col, ce qui domine la pathologie en fait de phénomènes morbides et de leurs conséquences.

Lacroix, dans sa thèse de concours, a complété les recherches historiques d'Ameline, et collectionné comme je l'ai dit, de diverses sources, un nombre respectable d'observations ayant surtout trait à la rétroversion. Dugès et Mme Boivin, ont publié également quelques observations remarquables.

Jusque-là, la rétroversion était regardée comme incurable. Il ne s'agissait que d'employer les palliatifs, le repos. Le décubitus dorsal, le bassin plus élevé que le tronc, séduisit quelques médecins qui pensèrent obtenir ainsi, à force de persévérance, le redressement de l'utérus: veine espérance, illusion qui fut toujours déçue au détriment des malades! Force était de s'en tenir aux pelottes et aux diverses formes de pessaires, pour soulager les malades et non les guérir.

On verra, du reste, que malgré les tentatives de Simpson, de Valleix, celles d'Amussat et autres, la science est restée finalement désarmée pour guérir les déviations utérines, surtout les antéflexions et rétroflexions, de toutes les plus incommodes et les plus graves.

En 1843, Simpson le célèbre accoucheur d'Édimbourg, publia un premier Mémoire sur les déviations utérines. Ce qui domine dans ce Mémoire, c'est la discussion sur les différents moyens de diagnostic et l'éloge de la sonde utérine qui, suivant l'auteur, offre plus d'avantages que tous les autres. Puis il donne la description de cette sonde. Primitivement c'était une tige métallique très-fortement courbée à l'une de ses extrémités. Sur la convexité de la courbure, il avait fait des incisions en creux et en relief pour servir à la mensuration.

C'est sans contredit un moyen de diagnostic qui, ajouté aux autres, tend à lui donner un degré en plus de precision, mais un moyen insuffisant à lui seul et qui peut devenir dangereux s'il n'est manié par une main habile et expérimentée.

En 1848, le même auteur publie un deuxième mémoire dans *Dublin quarterly Journal*. Ici, faisant ressortir la fréquence de la rétroversion de l'utérus dans l'état de vacuité, il n'établit point de distinction ni de démarcation entre la rétroversion et la rétro-flexion, et il cherche ensuite à établir ce fait erroné en tous points, qu'on peut appliquer à l'antéversion ce qui est vrai de la rétroversion, sans toutefois donner des observations à l'appui.

### 1° *Débats académiques.*

Arrive alors, en 1849, une longue et peut-être un peu passionnée discussion à l'Académie de médecine où la vraie question, la question fondamentale des déviations utérines, fit place à une question latétale ou connexe, celle de l'engorgement ou plutôt des engorgements de l'utérus. Paul Dubois, Velpeau, Huguier, Roux, Malgaigne, Amussat, Moreau, furent les principaux champions.

Ce qui, sans contredit, passionna surtout le débat, c'est que Lisfranc, qui depuis quelque temps jouissait d'une grande vogue pour le traitement des maladies utérines, ne voyait qu'engorgement du col ou du corps de l'utérus, subordonnant les déviations à cet état pathologique et ne traitant que les prétendus engorgements sans attacher une importance primordiale aux déviations. En un mot, il traitait la prétendue cause et délaissait le prétendu effet.

Le sujet de cette discussion était un mémoire d'ailleurs bien fait, soumis à l'Académie par son auteur, M. Baud, un des élèves de Lisfranc, je crois, dont les conclusions ne tendaient à rien moins qu'à établir que le traitement des affections utérines doit être, dans l'immense majorité des cas, un traitement général aidé du repos absolu, et que le traitement local est tout au moins inutile et quelquefois dangereux.

Voici es points culminants qui ressortirent de cette discussion. Paul Dubois était rapporteur.

Pour Paul Dubois, les inflexions, les chutes et déviations de l'utérus pas trop exagérées, sont des phénomènes accessoires, et le plus souvent étrangers à la symptomatologie des affections utérines chroniques ; elles leur sont associées chez le même sujet, et elles en usurpent souvent l'importance et la signification. Elles peuvent en être la conséquence, mais elles ne les suscitent pas. Les affections chroniques, au contraire, les déterminent, quoiqu'il y en ait qui puissent surgir sans leur concours.

Paul Dubois exclut des affections utérines l'engorgement et les érosions granuleuses et simples parce qu'ils ne constituent pas généralement les éléments primitifs et fondamentaux de ces affections chroniques.

La phlegmasie de la muqueuse utérine, le plus souvent catarrhale, établie symptomatologiquement par une augmentation de chaleur, de coloration et surtout de sensibilité de l'utérus, d'une supersécrétion muqueuse et purulente, est pour lui, dans la majorité des cas, la maladie fondamentale, source de tous les autres accidents.

La membrane muqueuse est le plus souvent le siége principal et primitif, mais non exclusif, car l'inflammation s'étend à la couche la plus voisine du tissu propre sous-jacent. Cette inflammation peut même pénétrer plus avant, soit d'emblée, soit graduellement; d'emblée elle envahit tout le parenchyme propre de l'utérus; graduellement, elle l'atteint de proche en proche par sa prolongation et son envahissement excessif.

La phlegmasie, qu'elle soit superficielle ou profonde, est presque toujours limitée au col de l'utérus. Tels sont la nature, le siége et les limites des maladies utérines les plus communes.

La phlegmasie utérine peut faire naître des érosions qui, simples d'abord, deviennent probablement granuleuses en pénétrant plus profondément dans les tissus qu'elles affectent. De cette phlegmasie peut naître aussi l'engorgement des points qu'elle a frappés, et dans lesquels elle persiste pendant longtemps, engorgement limité quelquefois à une partie seulement du col, d'autres fois au col tout entier, d'autrefois enfin, se montrant sur quelques points séparés les uns des autres, et donnant lieu par suite à des tubercules distincts et mamelonnés.

Cette même phlegmasie peut franchir ces limites, se développer alors dans le corps de l'organe, pénétrer plus ou moins profondément dans ses éléments anatomiques, en accroître le volume, la densité, c'est-à-dire, donner lieu à l'engorgement de tout l'organe après avoir rebondi d'un simple engorgement primitif et restreint.

Paul Dubois disait dans son rapport académique : « Les inflexions deviennent des résultats pathologiques incurables et les ressources thérapeutiques employées pour en triompher sont impuissantes ou dangereuses, » et il soutenait que les déplacements non exagérés et exempts de toute complication phlegmasique ne donnent pas lieu aux troubles dont on les accuse. Il était dans le vrai, et pour le prouver, il ajoutait que la sensation de poids incommode dans le bassin, celle d'un corps qui tendrait à sortir de la vulve, ou d'une pesanteur douloureuse sur le coccyx, ou sur le fondement comme disent les malades, et qu'on donne comme signes pathognomoniques de déplacements s'observent fréquemment dans les phlegmasies catharrales chroniques, sans qu'il y ait déplacement, et surtout quand la phlegmasie revient à l'état subaigu. Et quant aux déplacements bien réels, bien constatés, il ajoutait qu'il faut recourir aux pessaires pour remédier aux inconvénients qu'ils suscitent, sans prétendre les guérir.

Si cette phlegmasie, était-il dit encore dans ce résumé, peut surgir de causes toutes locales, subsister, gagner, se propager, sans être sous la dépendance d'une perturbation générale de la santé, il est certain que des phlegmasies, même locales et limitées, peuvent se développer sous l'influence de causes évidemment diathésiques; mais dans les unes comme dans les autres, il y a effet de causes provocatrices qui ont essentiellement le même caractère, et ces causes peuvent se ranger, sous le rappor de fréquence, dans les quatre ordres suivants : 1° un avortement; 2° un accouchement à terme qui a été pénible ou après lequel le repos nécessaire n'a pas assez été prolongé ; 3° des imprudences commises pendant une période menstruelle; 4° des rapports sexuels, trop répétés ou qui se sont produits avec circonstances trop inopportunes.

A la suite de l'accouchement à terme pénible, et à plus forte raison à la suite de l'avortement, la cause est toute traumatique et locale.

Le caractère tout local de la cause se trouve aussi dans l'impression du froid, les secousses d'une voiture, ou d'une marche rapide ou trop prolongée subies durant la période menstruelle, comme dans toute excitation directe produite par des rapports sexuels trop répétés ou lorsque les organes génitaux féminins ont une impressionnabilité insolite.

Enfin, il admet qu'en dehors de la phlegmasie utérine qui est la plus fréquente, il y ait d'autres souffrances dans l'utérus avec troubles de fonctions de l'organe sans phlegmasie, sans l'intervention de lésion d'aucun *tissu*.

La névralgie de l'utérus, admise et reconnue par Lisfranc lui-même à travers sa doctrine, est consacrée aussi par Paul Dubois.

Abordant les procédés et les agents thérapeutiques en vogue pour combattre les phlegmasies utérines, voici ce que Paul

Dubois considère comme le plus important et dont la valeur mérite d'être discutée.

Il laisse tout d'abord en dehors l'état aigu des phlegmasies dont le traitement est si bien connu, et s'arrête à l'état chronique :

« Le traitement général et le traitement local sont applicables suivant les cas, contrairement à la pratique de nombre de médecins qui, ainsi que Baud l'érigeait en principe dans son mémoire, prétendaient que le traitement général était suffisant ; et après avoir énuméré les diverses applications locales, il maintenait l'importance des cautérisations sous diverses formes même avec le cautère actuel que les adversaires regardaient comme inoportunes et quelquefois dangereuses. »

Si j'ai tenu à résumer sommairement le résumé même du rapporteur dans cette discussion à laquelle les hommes les plus compétents prirent une si large part, c'est qu'il représente encore aujourd'hui le courant de la science et qu'on se rallia presque unanimement à l'exposé et aux conclusions si précises du savant accoucheur.

Velpeau avait fait table rase de la doctrine de Lisfranc sur les engorgements au cours de cette même discussion. Il avait du même coup fait justice de ces prétendus engorgements simples, tuberculeux, scrofuleux, squirrheux, etc. Il les différenciait de l'hypertrophie qui est plutôt une difformité qu'une maladie, et, en tout cas, incapable de causer les désordres attribués à l'engorgement. Puis comparant les engorgements de matrice à ceux du testicule, aux engorgements périphériques des fistules urinaires, des fractures, à celui qui survient dans la *phlegmasia alba dolens*, avec sa logique ordinaire, il démontra que, comme tous ceux-ci, les engorgements de l'utérus ne sont pas que des effets, des manifestations des maladies de l'utérus et ne constituent pas plus des états morbides essentiels que l'engorgement du cerveau, de l'estomac etc. dans les maladies de ces organes, et que ce ne sont que des épiphénomènes de la maladie fondamentale que l'on traite sans diriger la thérapeutique contre ces prétendus engorgements. Il eut le rare bonheur de ramener la question sous son vrai jour et il terminait en signalant aux praticiens la grande fréquence des déviations et des inflexions utérines dont il s'était spécialement occupé dans sa brillante carrière.

La doctrine des engorgements de l'utérus avait l'illusoire

prétention, en traitant les engorgements, de prévenir les dégénérescences de toute nature, même les dégénérescences cancéreuses.

La doctrine, comme la théorie des dégénérescences, a fait son temps et rien, absolument rien, ne démontre qu'une phlegmasie, un engorgement consécutif, puissent dégénérer en cancer. Il en est de l'utérus comme du sein ; on est fondé à croire que les tumeurs cancéreuses naissent sur place dans l'utérus comme à la mamelle, qu'elles se développent par prolifération ; que l'engorgement, quand il en existe, n'est que consécutif, et que, s'il était démontré qu'il eût préexisté à l'apparition du cancer, il faudrait nécessairement conclure que cet engorgement contenait dans la trame des tissus des éléments cancéreux non appréciables à la vue, ou que c'était un engorgement simple consécutif à la phlegmasie, sans qu'on fut admis à voir un lien de causalité entre son existence antérieuse et l'apparition des éléments cancéreux devenus appréciables. Tout au plus la phlegmasie peut-elle être un appel au processus dont les éléments cancéreux existaient primordialement à l'état latent.

J'avais besoin d'entrer dans ces sommaires détails qui précisent bien la question au sujet de l'intervention des divers états morbides sur la production des inversions et inflexions utérines dont j'ai à m'occuper spécialement.

B. — *Considérations générales sur la curabilité spontanée de certaines maladies utérines et la non curabilité de certaines autres, et leur traitement.*

Il est incontestable que parmi les maladies utérines, un bon nombre, la phlegmasie en première ligne, peuvent se dissiper par les seuls efforts de la nature, sous l'influence du repos et l'éloignement de toutes les causes qui peuvent les entretenir. A cet égard la phlegmasie utérine ne diffère pas de la phlegmasïe pulmonaire et autres dont la guérison spontanée est parfaitement possible et pleinement démontrée ; mais il n'en est pas de même pour la phlegmasie chronique. Pour elle la possibilité de la guérison spontanée existe encore, mais avec infiniment moins de chance. Sa tendance naturelle est l'extension avec atonie, sa prolongation indéfinie.

Car l'utérus a une vitalité restreinte qui exclut les mouvement organiques intérieurs à la faveur desquels les phénomènes pathologiques peuvent marcher vers une solution favorable ; et, d'autre part, il existe des excitations temporaires et répétées dont cet organe est, soit accidentellemont, soit périodiquement, le siege et sous l'influence desquelles l'inflammation chronique se ravive et se perpétue. Puis, il est des phénomènes concomitants ou subordonnés aux affections uterines tels que les érosions, pour n'en citer qu'un exemple, qui se perpétuent, s'étendent, se propagent pendant que l'affection reste à l'état chronique. Ces phénomènes ne sauraient disparaître spontanément.

Enfin, les troubles plus ou moins graves de fonctions que les affections utérines, en se prolongeant, determinent soit dans l'organe même soit en dehors dans les appareils les plus importants de l'économie, tout cela constitue une somme de motifs pour intervenir plus ou moins activement et par des moyens autrement énergiques que ceux qu'on employait généralement d'après certains préceptes qui faisaient règle pour beaucoup de praticiens.

Et de ce que les affections utérines peuvent quelquefois être initialement sous la dépendance d'une prédispostion, ou d'une diathèse ; ensuite parce que la phlegmasie utérine en se prolongeant exerce une funeste influence sur l'organisme qu'il débilite et sur les principales fonctions qu'il altère, il découle de source qu'il faut recourir le plus souvent à un traitement général et local. Car la débilation générale, une fois survenue, exerce comme une vis *à terge*, une influence caractérisée sur la prolongation et l'aggravation de la maladie utérine ellemême.

Quoique dans quelques cas exceptionnels l'un de ces traitements appliqué isolément ait procuré quelques guérisons, la logique veut qu'on s'astreigne à cette bonne règle de conduite, de recourir, dans la majorité des cas et dans des limites traduites par les phénomènes généraux et locaux à un traitement général et local.

Quand les affections utérines se prolongent, elles sont souvent suivies, avons nous dit, de troubles généraux. Ceux-ci portent surtout sur l'appareil génital, sur les fonctions du système nerveux et sur celles du tube digestif.

Un état semi-chlorotique, quelquefois l'anémie globulaire, une grande impressionnabilité, des souffrances erratiques nom-

2

breuses et variées, de l'amaigrissement, une débilitation profonde, tels sont sommairement les troubles dont il s'agit. A ceux-ci nous pouvons ajouter les douleurs qui précèdent ou accompagnent les époques menstruelles et qui résultent de diverses causes, déviations, inflexions. névralgies symptomatiques, etc., dans quelques cas des règles tellement abondantes qu'elles se rapprochent de l'hémorrhagie quand elles n'en sont pas, et qui font que la femme n'a plus la puissance dans l'intervalle des époques, de récuperer et de maintenir en équilibre les parties constituantes du sang, ce qui entraîne forcément l'anémie globulaire après un certain temps. De là découle la nécessité de soumettre les malades à un traitement général tout en intervenant localement.

Je n'ai pas à entrer dans la description, non plus que dans la critique, des traitements généraux et locaux des affections utérines, puisque je n'ai qu'à m'occuper des déviations; de même je laisse de côté les déviations qui accompagnent la gestation. Cependant, une remarque que je dois consigner et qui avait déjà été faite lors de la discussion à l'Académie de médecine, c'est que le repos absolu et prolongé des malades, certainement utile pour concourir à la guérison dans quelques cas, est généralement nuisible quand des troubles fonctionnels généraux existent. Dans ces circonstances, en effet, le repos absolu continue à débiliter les malades, à leur faire perdre l'appétit et à augmenter les troubles nerveux. Il faut, au contraire, un certain exercice qu'on augmente graduellement ou qu'on restreint suivant les souffrances que les malades éprouvent.

### C. — DÉVIATIONS UTÉRINES, ANTE ET RÉTRO-VERSIONS, ANTE ET RÉTRO-FLEXIONS.

Dans les déviations utérines, il faut distinguer l'antéversion et la rétroversion franches, et les mêmes états avec certaines inclinaisons obliques à droite ou à gauche, ce qui fait une antéversion ou rétroversion oblique. Quoique d'après notre observation personnelle, toute déviation utérine ancienne s'accompagne d'un certain degré d'inflexion, il nous plait comme à tous les auteurs, de distinguer les flexions utérines des déviations parce qu'elles sont les plus rebelles aux traitements et qu'elles entraînent le plus de troubles fonctionnels.

Il est certain que pour avoir négligé la constatation de ce degré de l'inversion, plus ou moins ancienne, aboutissant à l'inflexion, et pour avoir peu tenu compte de la phlegmasie qui a préexisté ou qui accompagne l'inversion, Valleix et d'autres après lui, attribuaient à peu près exclusivement les souffrances et les divers troubles fonctionnels à l'antéversion ou à la rétroversion elle-même, quand la plupart de ces phénomènes tiennent aux deux causes que je viens de rappeler. Déjà, Baudeloque *avait constaté* que dans la rétroversion, le col de la matrice se retourne comme le col d'une cornue, ce qui n'est autre que l'inflexion du col. Notre observation personnelle concorde donc avec celle de l'illustre accoucheur.

### 1° ANTÉVERSION ET RÉTROVERSION

La pluralité des manifestations morbides accusées par les malades se retrouvent dans l'une comme dans l'autre de ces déviations. La symptomatologie se confond donc à quelques restrictions près.

L'antéversion est le renversement du globe utérin en avant sur la symphise pubienne, le col dirigé dans l'excavation pelvienne et s'appliquant sur la face antérieure du rectum par le museau de tanche. A l'inverse, la rétroversion est constituée par le renversement du globe utérin dans l'excavation pelvienne, le col étant dirigé sur la symphise du pubis. Il est peut-être bien rare d'observer ces déviations bien franches, et nombre de circonstances en rendent compte ; il y a le plus souvent une obliquité à droite ou à gauche.

### 2° INFLEXIONS

Les inflexions en arrière, rétroflexions, en avant, antéflexions, appartiennent au col ; elles existent soit quand le globe utérin conserve sa position normale ou rectiligne au diamètre vertical, soit quand le globe est inversé et, alors, elles semblent être une continuité, une exagération de l'inversion entretenue et poussée à l'extrême par les mêmes causes persistantes.

Comme exemple frappant je cite en deux mots, l'histoire d'une jeune femme, soumise, il y a quelques années à mon observation. Après un accouchement difficile où intervint le forceps, la malade eut une pelvi-métrite dont elle fut guérie au bout de trois mois.

A dater de ce moment et jusqu'à trois ans plus tard où elle me fut adressée, elle eut une santé toujours troublée, et les forces ne revinrent pas complétement; la marche ne pouvait se prolonger tant les souffrances étaient grandes, et la station debout n'était pas supportable pendant un certain laps de temps, car des douleurs pondératives, compressives, se manifestaient à la région coccygiène, état d'autant plus pénible, que la malade était à la tête d'une maison de commerce.

Il y avait une constipation opiniâtre contre laquelle les lavements ne pouvaient rien, en sorte qu'il fallait toujours des purgations; les digestions étaient difficiles, mauvaises, accompagnées souvent de tympanite intestinale et de vomiturations. Les troubles nerveux étaient arrivés jusqu'aux crises hystériformes, l'amaigrissement et la faiblesse étaient accentués, et le phénomène saillant était à l'approche des règles.

Deux ou trois jours avant commençait une vraie torture, la malade était obligée de rester couchée, les douleurs duraient deux à trois jours avec intermittence, comme dans les douleurs de l'enfantement, puis le sang coulait et le calme se rétablissait; la moindre durée de la perte de sang était de sept à huit jours et toujours abondante.

La malade dans son état ordinaire, disait avoir *une pelotte ou boule*dans son fondement. En sondant, à l'exploration directe par le vagin et le rectum, je pus constater que le globe utérin, réduit à son volume ordinaire était appliqué sur le sacrum dans l'excavation pelvienne et comprimait fortement le rectum. Je pouvais le faire mouvoir un peu latéralement, mais ne pouvais le redresser par le vagin. Avec le doigt introduit dans le rectum, je le déplaçais en avant, mais c'était en déplaçant un peu l'intestin; le col porté sur la symphise pubienne était infléchi en haut; on sentait que le museau de tanche en bec de flûte regardait en haut, la lèvre postérieure appliquée sur la symphise. La courbure du col était telle que le museau de tanche dépassait en haut le niveau du globe Cette circonstance expliquait suffisamment les tranchées utérines deux ou trois jours avant les époques.

Le globe renversé était maintenu en place par des brides *solides*. La seule chose possible était de guérir l'inflexion du col pour que le canal fut direct avec la cavité utérine, et d'empêcher ainsi les troubles de la menstruation. C'était une opération délicate. Je la conseillai au confrère de Lille, qui m'avait adressé la malade. Je n'ai pas eu de nouvelles depuis.

### 3° MOYEN DE RECONNAITRE LES DÉVIATIONS ET LEUR SITUATION

Ces moyens consistent dans l'examen direct. Celui-ci comprend : 1° le toucher vaginal et rectal qui donne des notions positives, sinon exactement précises ; 2° l'exploration directe au moyen du spéculum, qui démontre en partie à la vue, les principales anomalies constatées par le toucher ; 3° la tige-sonde de Simpson, modifiée par Valleix, et l'hystéromètre d'Huguier. Le toucher est sans contredit le premier et le plus sûr moyen de reconnaître les déviations, s'il est pratiqué avec art et intelligence.

Il faut d'abord procéder par le toucher vaginal avec l'indicateur pouvant aller jusqu'aux culs-de sac. En premier lieu, il doit être pratiqué, la malade étant dans la station debout qui est celle qui laisse voir, sentir plutôt, la moindre déviation, le moindre écart de la perpendiculaire de la part du col. Ensuite, il faut le pratiquer, la malade étant couchée horizontalement sur le dos. De ces deux explorations préliminaires, résultent déjà des notions quasi positives. Ensuite l'indicateur, restant dans le vagin, on applique la main opposée sur l'hypogastre et les fosses iliaques. La palpation profonde, bien exécutée, détermine le point précis où se trouve le globe utérin dévié, et a l'avantage, en exerçant des secousses lentes et profondes de faire vibrer, mouvoir le globe sur le col et d'établir, par sensation directe, les écarts de direction non-seulement de tout l'organe dans la cavité pelvienne, mais du globe par rapport au col ou du col par rapport au globe. Il est des circonstances qui peuvent donner le change sur les déviations, ou les masquer en partie mais non complétement, ce sont des tumeurs ou des intumescences de quelque nature que ce soit et qui seraient situées ou entre le col et les divers culs-de-sac vaginaux, ou au-dessus du diaphragme vaginal entre le globe utérin et les organes voisins. L'exploration avec l'indicateur introduit dans le rectum et l'indicateur de l'autre main introduit dans le vagin est alors le plus précis des moyens pour arriver à un diagnostic certain. En outre, par cette exploration à travers ces deux cavités, on peut reconnaître des brides ou adhérences plus ou moins solides qui maintiennent le globe utérin placé dans une situation anormale dans toute la moitié postérieure du petit bassin. Inutile de dire que, pour que toute exploration amène à une certitude, il faut encore exercer l'exploration avec les doigts, après avoir vidé la vessie par le cathétérisme, pour que ni la distension de la vessie par l'urine ni la présence d'un calcul dans ce réservoir ne puissent apporter un obstacle ou donner le change.

De même si on avait quelques doutes qu'une déviation ou inflexion pût être le résultat d'un corps fibreux contenu dans la cavité du col ou du corps de l'utérus, il faudrait remettre à une prochaine éruption menstruelle, et au cours de l'éruption, alors que le col est ouvert, pour aller avec l'indicateur explorer la cavité cervicale et même la cavité utérine, sauf à tomber dans quelque erreur grossière.

Simpson a proné sa tige-sonde, comme moyen de diagnostic le plus sûr, le plus précis. Valleix, en modifiant cette tige, lui a accordé, sinon la prééminence que lui octroyait Simpson, au moins une très-grande valeur après les autres moyens. Cette valeur, suivant lui, consiste à mesurer les courbes, constater les profondeurs en suivant le canal cervico-utérin et enfin à se rendre compte soit des obstacles, soit des coudes, des intersections de toutes sortes, des atrésies dans l'étendue de ce canal, ce qui est très-exact. Huguier, avec son hystéromètre, avait les mêmes visées. Mais il est juste de dire de suite, que l'exploration, même dirigée avec habileté, à l'aide de ces instruments, n'est pas absolument sans danger et que la sonde introduite dans une cavité, siége de phlegmasie chronique, peut déterminer et a déterminé entre les mains de leurs auteurs des exacerbations dont on n'a pas toujours été maître.

J'ajoute de suite que, dans la majorité des cas, l'exploration à l'aide de ces instruments est au moins inutile, et que dans les cas où il s'agit de reconnaître des atrésies, des coarctations, des brides dans le conduit cervico-utérin, il faut une réserve, un tact, une habitude dont on ne saurait se départir, car la moindre lésion, écorchure ou érosion, dans ce canal peut donner lieu à un traumatisme redoutable.

Ajouterai-je pour en finir avec les moyens de diagnostic, qu'il faut, suivant les cas, les obscurités qui se présentent, savoir exercer le toucher et la palpation de toutes les façons et dans toutes les positions, telles que, la malade couchée sur les coudes et les genoux, le siége horizontalement placé ou relevé, ou bien dans le décubitus latéral, les cuisses a demi-fléchies sur le ventre, etc.

## 4º ÉTIOLOGIE DES DÉVIATIONS ET DES INFLEXIONS UTÉRINES

N'ayant qu'à exposer une méthode nouvelle pour la guérison de ces états anormaux de l'utérus, on comprend que je ne m'étendrai pas sur leurs causes et leurs symptômes qu'on retrouve avec détails dans les ouvrages spéciaux, pas plus que sur les traitements mis en usage jusqu'alors, et que je ne ferai que les énumérer pour arriver de suite à mon but qui est capital pour la pratique. Et d'abord l'utérus a été trouvé en antéversion complète chez des jeunes filles vierges et chez des jeunes femmes n'ayant jamais eu d'enfant, ni de grossesse, ce qui a constitué une preuve devant laquelle ont dû s'incliner ceux qui n'admettaient pas la rétroversion en dehors des femmes accouchées ou dans le gravidisme. J'ai déjà dit que Levret, le premier, avait signalé un cas de jeune fille. Valleix cite, avec preuves fournies par l'autopsie, l'exemple d'une jeune fille morte d'une fièvre typhoïde chez qui il trouva une antéversion, l'utérus couché obliquement sur la vessie, et qui n'avait jamais accusé de souffrances ni aucun signe qui eussent pu faire soupçonner cette anomalie ; preuve éclatante que l'antéversion, si elle ne s'accompagne de phlegmasie ou d'autres désordres utérins, peut n'apporter ni incommodité, ni souffrances, ni troubles dans les fonctions.

J'ai moi-même en traitement, à l'heure présente : 1º une jeune personne vierge atteinte d'une rétroflexion sans aucun trouble fonctionnel notable ; 2º une jeune femme sans enfant qui, avec la même rétroflexion, a une phlegmasie chronique avec érosion du museau de tranche, granulations mamelonnées et leucorrhée. Elle éprouve tous les accidents inhérents à ces désordres, y compris l'amaigrissement, les troubles fonctionnels locaux et généraux.

Valleix qui a voulu établir l'étiologie, sous la direction de la statistique, note que, sous le rapport de l'âge, dans 21 cas, d'après les premières manifestations, il a oscillé entre 19 et 35 comme extrême, en moyenne 25. Cette statistique est entachée d'erreur, car si les circonstances ne lui ont pas permis de le constater, il n'en est pas moins vrai que, au-dessus de 35 et jusqu'à 50 et même 60, on rencontre assez fréquemment des cas.

Sous le rapport des tempéraments, les lymphatiques et lymphatiques sanguins sont en plus grande proportion, 6 de chaque; puis viennent les tempéramments nerveux dans la proportion de 5, les sanguins, dans la proportion de 4, et un seul tempéramment bilieux.

Si l'on s'en rapportait à la statisque, les constitutions fortes, 10 sur 21 et les moyennes 9 sur 21 auraient ce funeste privilége. C'est là une donnée de médiocre valeur.

D'après le même auteur, sur les 21 malades, 19 ont eu des accouchements à terme, dont douze après avoir eu un enfant sont restées ensuite cinq à six ans sans nouvelle grossesse ; les autres ont eu des accouchements rapprochés de deux à six ans, et parmi celles qui n'ont eu qu'un enfant, l'une a eu ensuite deux avortements; une autre malade avait eu deux couches et un avortement, d'où il suit rigoureusement que la grossesse et les couches prédisposant aux déviations, sont des causes provocatrices.

Quant à cette circonstance de se lever trop tôt après l'accouchement, une seule fois elle a été notée dans les 19 cas. La malade s'était levée le quatrième jour.

Dans un seul cas, l'accouchement a été laborieux. Dans un autre cas, il y a eu hémorrhagie post-puerpérale après une première couche, et hémorrhagie post-puerpérale et inflammation après les autres.

Dans un cas, il y a eu accouchement rapide. Sur 17 des malades accouchées, l'antéversion s'est produite peu de temps après l'accouchement.

La leucorrhée ne paraît pas jouer de rôle ; la leucorrhée n'est effectivement qu'un symptôme ; mais quand elle est l'expression de la phlegmasie utérine, on peut certainement considérer celle-ci comme provocatrice.

L'influence de l'établissement de la menstruation paraît à peu près nulle, car dans les 21 cas, une seule fois on constate la chlorose pendant une année, toutes les autres malades ayant été régulièrement menstruées pendant un an ou dix-huit mois. On a signalé, parmi les causes d'antéversion, la constipation opiniâtre, l'accumulation des fèces dans le rectum. Pure hypothèse! car si les malades sont généralement constipées, il n'y a aucun fait positif qui puisse établir que la constipation à déterminé l'inversion. Ainsi en est-il du développement considérable du foie et de la rate, qu'on a mis en avant comme cause. En dehors du fait cité par Morgagni et qui est sujet à controverse, rien ne justifie pareille assertion.

Il n'en est pas de même pour la péritonite pelvienne ou partielle, l'hématocèle rétro-utérine, la pelvi-métrite, la métrite, le phlegmon iliaque et diverses tumeurs qui peuvent se développer dans le bassin, et celles qui surgissent soit dans la cavité utérine, soit dans l'interstice des tissus de cet organe, ou à sa surface externe, ou dans ses annexes. Dans la péritonite pelvienne, qu'elle soit fibrineuse ou phlegmoneuse, il peut s'établir consécutivement des adhérences qui, après les dépôts fibrineux ou purulents, ayant fait dévier le corps de l'utérus, le maintiennent définitivement dans cette position vicieuse. Les tumeurs de toute nature peuvent jouer le même rôle. La métrite périphérique, désignée sous le nom de pelvi-métrite, peut arriver au même résultat. La phlegmasie catarrhale de l'utérus en frappant plus spécialement ou uniquement tel ou tel point de l'organe peut entraîner facilement par voie de rétraction des tissus, des déviations, des inflexions, avec ou sans atrésie du canal utéro-vaginal dans quelque partie de son étendue comme l'uréthrite entraîne les atrésies du canal de l'urèthre. On comprend aisément le rôle des tumeurs par rapport aux déviations aussi bien pour celles qui ont leur origine sur l'organe utérin lui-même ou ses annexes, que pour celles du petit bassin qui sont indépendantes.

Les tumeurs intra-utérines, qu'elles soient pédiculées ou interstitielles entraînent dans quelques cas l'antéflexion ou la rétroflexion et quelquefois avec déviation de l'organe, ce qui peut obscurcir le diagnostic. J'en ai observé deux exemples frappants chez deux dames américaines, l'une Mme Duf..., que j'opérai en 1869, avec l'assistance du docteur Dalpiaz, pour un volumineux fibrome dont l'insertion ou pédicule était au bas-fond utérin (fait publié dans la *Gazette médicale* de Paris); et l'autre, Mme Sch.., que j'opérai avec l'assistance de mon éminent confrère Ricord, d'un fibrome interstitiel encastré dans toute la moitié antérieure de l'organe (fait également publié dans la *Gazette médicale*, 1872).

Ici, il importe, quand un doute survient au sujet du diagnostic, de réitérer l'exploration directe durant l'époque men_ struelle ; à ce moment l'orifice dilaté permet l'introduction de l'indicateur dans la cavité cervicale et alors on constate aisément la présence de la tumeur dont on peut plus ou moins mesurer le volume, l'étendue, les insertions, en parcourant jusqu'au fond la cavité utérine.

Les efforts violents, soit dans une chute, soit en soulevant un fardeau, etc., soit dans un mouvement brusque et involontaire peuvent être cause d'antéversion ou de rétroversion ; le raisonnement l'indique et les faits précis ne manquent pas dans la science. Ici, l'effet suit immédiatement la cause. Ajoutons, toutefois, que de tous les faits, ces derniers sont peut-être les plus rares.

Si l'accouchement semble jouer le plus grand rôle à la provocation, c'est que c'est dans cet acte que l'utérus subit le plus grand traumatisme, c'est que c'est à sa suite que surviennent les phlegmasies de toute nature, *intus* et *extra,* et nous avons fait ressortir le rôle que jouent les inflammations pour l'avénement des déviations et des inflexions. On comprend qu'une déviation peut surgir sans phlegmasie par des causes indiquées plus haut, mais la déviation est alors un appel à la phlegmasie dans un moment ou dans un autre et la persistance de celles-ci finit par déterminer par intumescence ou régression les inflexions du col qui viennent, dans la majorité des cas, s'ajouter aux déviations de l'organe entier.

Cependant, par une action toute locale, il peut se faire aussi que le col s'infléchisse sur un utérus en position normale et ces cas sont fréquents.

### 5° SYMPTOMES

Il faut, autant que possible, distinguer les signes qui ont accompagné les inversions ou inflexions dès le début de la maladie, avant toute exploration, et ceux constatés à partir de l'exploration et du traitement pour ne pas confondre ceux qui appartiennent en propre à la maladie et ceux qui pourraient résulter de ces derniers.

Le début de la maladie est très-difficile à préciser, excepté dans les cas où elle est la conséquence de coup, chûte, contorsion, etc., ou de métrite ou pelvi-métrite aiguë, péritonite partielle, etc. Dans les autres cas, on ne peut guère apporter de précision à cette constatation, la maladie arrivant graduellement et lentement.

Douleur. — Dans la majorité des cas, il y a des douleurs dans les aines et dans les cuisses, dans les fosses iliaques, à l'hypogastre exceptionnellement. Rarement, il y a douleur dans l'aine d'un seul côté.

De même, les douleurs ne sont pas également vives des deux côtés, aines ou fosses iliaques. Quand l'inversion est oblique, le côté le plus sensible est celui qui correspond à la déviation du globe utérin. Les douleurs des reins ou dans le siége sont bien moins fréquentes. Elles ne se montrent guère que dans la proportion d'un cinquième. Il est des douleurs pectorales, unilatérales ou bilatérales, qui, dans quelques cas, semblent sous la dépendance des inversions ou des inflexions; ce sont des névralgies, de quelque façon qu'on les explique. On les rencontre également dans un quart des cas; beaucoup d'auteurs les ont signalées. Simpson a principalement signalé les douleurs unilatérales qui, pour lui, sont un des principaux signes des rétroversions ou rétroflexions.

L'engorgement, l'intumescence du col dans les antéversions ou rétroversions, déterminent une sentiment désagréable de pesanteur au périnée. Une fois sur cinq, dans les rétroflexions. Ce sentiment est presque constant, car le col est ici presque toujours engorgé. S'il est des cas d'engorgement du col où ce phénomène ait manqué, il est positif aussi qu'on ne le rencontre chez aucune des malades exemptes du même engorgement; il y a donc ici une corrélation de cause à effet. On est donc admis à croire que c'est du volume et de la nature de la lésion des tissus qui accompagnent l'engorgement, que dépend ici l'existence ou l'absence du phénomène morbide.

Miction. — La miction peut ne pas être troublée quand l'utérus renversé est mobile et cela, surtout dans le décubitus dorsal; elle est au contraire, fréquente et quelquefois douloureuse quand l'utérus est rigide, immobilisé par des brides.

Défecation. — Il y a fréquemment constipation et cela pour deux motifs : il est d'observation que la défécation se fait avec plus de peine chez les femmes qui n'ayant pas la sensation de pesanteur, éprouvent une sorte de douleur vague du côté du sacrum.

Menstruation. — Généralement régulière chez les malades en antéversion ou rétroversion simples, puisque Valleix sur les 21 malades, n'a rencontré que deux fois une abondance insolite, une diminution dans un autre cas et une répétition à quinzaine dans un quatrième ; elle offre, au contraire, des troubles fréquents dans les inflexions. Cela tient évidemment aux coudes dans la direction du canal cervico utérin, ou à certaines atrésies de ce conduit. Ainsi, on remarque des douleurs un ou deux jours avant l'apparition du sang, plus ou moins analogues à celles qui président au redressement du col dans l'accouchement. Dans la plupart des cas, le sang coule abondamment et dure un nombre de jours plus grand qu'à l'état de santé ; plus rarement, il y a diminution ; c'est au moins ce qui résulte de mon expérience personnelle.

LEUCORRHÉE. — La leucorrhée existe dans presque tous les cas, parce qu'elle est liée à une phlegmasie qui a préexisté ou qui est survenue ultérieurement.

Le col de l'utérus est sans exception augmenté de volume. Cette augmentation, qui peut être une hypertrophie, un engorgement œdémateux, un engorgement inflammatoire, etc., est d'autant plus considérable que les malades ont eu plus d'enfants, car déjà chez elles le col à l'état normal est plus volumineux que chez celles qui n'en ont jamais eu ; avec cette augmentation, on trouve la prédominance de la lèvre antérieure dans la rétroflexion, et de la lèvre postérieure dans l'antéflexion, ce qui pourrait s'expliquer, parmi d'autres raisons, par la contractilité plus grande de la partie excavée, et la moins grande contractilité ou l'inertie de la partie en saillie convexe.

Les granulations ont été observées dans un cinquième des cas ; elles paraissent dépendre de la phlegmasie chronique de la muqueuse ; les exulcérations avec granulations sont plus exceptionnelles, ce qui est bien différent dans l'inflexion où elles sont presque la règle, tant à cause du frottement continuel du museau de tanche contre les parois vaginales, que par la phlegmasie chronique qui est entretenue ou suscitée par l'inflexion du col et son frottement même.

Le globe utérin est lui-même augmenté de volume quand la maladie est ancienne; il offre plus de dureté, chose facile à constater par le toucher après redressement momentané.

L'augmentation comme la dureté peuvent ne porter que sur une moitié de l'organe, celle correspondant à l'excurvation. Paul Dubois et Désormeaux ont trouvé l'utérus engorgé, et notamment sur la paroi antérieure, dans l'antéversion. Cela me paraît général, puisque je l'ai rencontré dans presque tous les cas, et ceci est presque le point de départ du procédé que j'emploie pour le redressement.

LOCOMOTION ET DIVERS TROUBLES FONCTIONNELS. — Dix-neuf fois sur vingt, la marche est difficile à divers degrés ; dans les mêmes proportions, il survient un affaiblissement considérable, quelquefois complet dans les membres inférieurs. Les névralgies lombo-abdominales sont peu fréquentes, à moins qu'il n'y ait phlegmasie chronique catarrhale.

Les déviations, surtout celles avec flexion du col, sont un obstacle à la conception, obstacle dont il n'est pas besoin d'indiquer le mécanisme. Velpeau a vu des femmes n'ayant jamais eu d'enfant devenir enceintes aussitôt le redressement momentané de la déviation. Valleix cite un exemple pareil. Nous-même, avons soigné la femme d'un magistrat, mariée depuis neuf ans, sans enfants, atteinte d'une antéversion. Aussitôt le redressement opéré, elle devint enceinte et mit au monde un garçon vigoureux.

TROUBLES DIGESTIFS. — L'appétit subit des changements, en général, au bout d'un temps assez long ; il devient bizarre, capricieux, après avoir perdu de sa vivacité. Si dans la majorité des cas la digestion se fait bien, dans d'autres moins nombreux, il y a ballonnement, pesanteur à la barre de l'estomac, éructations, en un mot, tous les signes de dyspepsie ; c'est surtout chez les chloro-anémiques que se montre ce trouble fonctionnel.

La pâleur de la face existe chez les femmes qui ont été sujettes à des hémorrhagies ; cependant quand l'amaigrissement et l'affaiblissement sont considérables, la pâleur de la face apparaît, et elle est d'autant plus marquée, que les malades sont soumises à un repos absolu, privées de tout exercice.

6° DURÉE AVANT TRAITEMENT. — Entre deux mois et huit ans, sur 21 cas.

Les déviations sont susceptibles de disparaître à l'âge critique, par atrophie utérine.

Une antéversion peut, suivant certaines circonstances faire place, momentanément peut-être, à une rétroversion et *vice versa*. Valleix en cite deux exemples, Hervé de Chégoin et Amussat, chacun un. Il faut que l'utérus ne soit retenu par aucune bride et qu'il y ait une grande laxité dans les ligaments. La cause directe la plus probable est la distension progressive de la vessie et du rectum et mieux encore de la vessie : l'utérus en se soulevant prend l'attitude de la perpendiculaire et avec une pression un peu plus grande, le globe se dévie en arrière et la rétroversion est produite.

### 7° PRONOSTIC

Velpeau, grande autorité en la matière, déclarait nettement que les déviations utérines ne guérissent pas, mais qu'elles n'entraînent pas la mort. C'était aussi l'opinion de Paul Dubois; c'est également l'opinion de tous les hommes compétents. De toutes les déviations, l'antéversion complète est la plus rebelle sans en excepter l'antéflexion.

## D. — DES MÉTHODES ET PROCÉDÉS POUR REDRESSER L'UTERUS DANS L'ANTÉVERSION OU LA RÉTROVERSION

Nous avons déjà dit ailleurs que les médecins qui s'étaient le plus occupé des déviations utérines, Paul Dubois, Velpeau, etc., après avoir employé divers procédés de redressement, en étaient arrivés, ainsi que cela ressort de la discussion de l'Académie de médecine, dont nous avons donné un résumé succinct, a déclarer qu'on doit se contenter des palliatifs, des pessaires, pelottes, etc., pour soutenir ou maintenir l'utérus et diminuer ainsi les souffrances des malades.

Cependant, la méthode de Simpson renouvelée et modifiée par Valleix, avait donné quelques résultats entre les mains de son inventeur et dans celles de Valleix. On trouve quelques exemples dus à ce dernier, nettement accusés dans quelques articles de journaux de l'époque. Cette méthode fixa un instant l'attention publique, mais ce fut pour la faire répudier presque aussitôt, même par Valleix.

En effet, cette méthode de redressement au moyen de la tige-sonde courbe laissée en permanence dans l'utérus pendant un temps plus ou moins long pour maintenir le redressement une fois opéré, avait toutes sortes d'inconvénients et exposait à des dangers tellement sérieux que quelques malades y perdirent la vie. Les tâtonnements inévitables pour la manœuvre, l'irritation produite par la présence d'un corps étranger dans la cavité cervico-utérine, les écorchures, érosions ou toute autre lésion produites par cet instrument, étaient causes de traumatisme utérin, et on sait qu'elle intensité peuvent acquérir les accidents traumatiques dans un organe d'ailleurs disposé à la facile résorption des liquides devenus septiques. Si, par elle-même, la phlegmasie de la cavité utérine est déjà grave en dehors des couches, d'autant plus redoutable est-elle quand elle est le résultat d'un traumatisme, soit par suite de couches, soit en dehors de celles-ci.

L'abandon de cette méthode fut sans retour et sans regret, malgré tout le talent que le regretté Valleix avait mis à la défendre.

Amussat, père, avait affiché, dans une lettre adressée à l'Académie durant la discussion, la prétention de redresser l'utérus inversé, et il en rapportait au moins deux exemples.

Son procédé consistait à déterminer, au moyen d'applications successives du caustique de Filhos, une plaie sur la face du col, à la partie inférieure, opposée à l'inversion, et une autre plaie à la partie correspondante du vagin. Ces deux plaies mises et maintenues en contact finissaient, au dire d'Amussat, par acquérir des adhérences et ces adhérences devenues solides maintenaient le col dans cette situation.

C'était là une simple spéculation de l'esprit qui ne reposait sur aucune donnée sérieuse, ni possible. En effet, en admettant qu'on eût déterminé deux plaies se correspondant face à face, il aurait fallu maintenir le col utérin constamment appliqué sur la paroi vaginale correspondante. Or, de deux choses l'une: si l'on parvenait à maintenir en cette position le col pendant un temps suffisant, et que celui-ci demeurât définitivement fixé, le globe utérin restant dans sa position vicieuse, ce serait tout bonnement une inflexion du col qu'on ajouterait à l'antéversion ou rétroversion sans avoir amélioré celle-ci ; ou si entre les mains de l'auteur, par un mécanisme quelconque, la déviation avait pu être redressée et maintenue en état de redressement tout le temps que pouvait durer le traitement pour établir les soudures par voie de cicatrices, point n'aurait été besoin de ces cicatrices. Un utérus retroversé, remis en place et maintenu en place pendant des mois est un utérus guéri. Mais non, le moyen indiqué par Amussat était tout simplement une utopie et l'auteur lui-même n'en reparla plus après l'accueil qui lui fut fait à l'Académie, et c'est cependant le chirurgien qui à cette époque avait ses salons le plus encombrés de toutes sortes d'affections utérines.

Un autre procédé, bien autrement important à cause de l'absence de tout danger et de la possibilité d'obtenir un redressement dans quelques cas bien définis, est le procédé par lequel on emploie le redresseur utérin à air inventé par Garriel et mis souvent en pratique par Favrot.

Ce redresseur consiste en un ballon en caoutchouc à parois minces et applaties, pouvant se rouler en spirale. Il y en a de dimensions variables et pouvant s'adapter à tous les cas. Ce ballon se termine par un tube en caoutchouc muni d'un robinet à son extrémité libre. D'autre part, il y a une poire en caoutchouc faisant fonction de soufflet insufflateur et muni à son extrémité d'un robinet qui s'adapte au robinet du tube du ballon.

Voici la manière de s'en servir : Soit une antéversion bien constatée ; la malade couchée horizontalement sur le dos, on introduit avec la main gauche le ballon roulé en spirale jusque dans le fond antérieur du vagin en rasant la face antérieur du col entre lui et le pubis, pendant qu'avec la main droite appuyée sur l'hypogastre on cherche à repousser en arrière le globe utérin. L'insufflateur est plein d'air, le robinet fermé. On adapte alors ce robinet à celui du tube qui est hors la vulve. Quand les deux robinets sont adaptés, on les ouvre et par une pression douce et graduée on pousse l'air dans le ballon qui se déroule et se distend au point voulu, point qui est indiqué par la tolérance de la malade, et qui, par sa distension maintient refoulé en arrière le globe utérin. On ferme alors le robinet du tube conducteur, on retire l'insufflateur et on fixe le tube à la chemise de la malade au moyen d'un cordon de façon qu'il reste recourbé et flottant, et ne gène en rien la malade. S'agit-il d'une rétroversion, c'est dans le cul-de-sac postérieur qu'est placé le ballon.

C'est le mari de la malade qui doit se charger ultérieurement de cette petite opération. La malade doit, autant que possible, après s'y être habituée, garder l'appareil nuit et jour, en le retirant et le replaçant matin et soir, après une injection légèrement astringente avant chaque pose. La présence de l'instrument occasionne d'abord un peu de gène, des envies fréquentes d'uriner. Quand ces petits accidents sont trop accusés, on désenfle un peu le ballon ; les malades supportent bien cette distension progressive.

On voit que cet appareil est à la portée de tous les médecins et de toutes les malades, autant par la modicité de son prix, que par la facilité avec laquelle on le manie sans s'exposer à aucun accident sérieux.

Pour mon compte, j'en fais depuis longtemps usage. Quand les déviations sont libres de toute adhérence, quand la phelgmasie utérine catarrhale n'existe pas, quand l'utérus n'est le siége d'aucune intumescence ou engorgement soit dans le col, soit dans le globe, quand il n'y a, par conséquent, pas de grandes souffrances, on a chance de guérison par ce procédé. Quand la déviation n'est que partielle ou incomplète, l'utérus étant dans les mêmes conditions, dont je viens de parler, il y a toute chance probable de réussite ; s'il y a phlegmasie catarrhale chronique, il faut d'abord combattre et dompter celle-ci avant d'avoir recours au procédé.

Sur une dizaine de cas d'antéversion ou rétroversion où je l'ai employé, j'ai réussi trois fois à obtenir une guérison radicale au bout de trois à quatre mois d'usage de ce petit appareil, les malades pouvant marcher, faire un peu d'exercice. Dans les simples déviations incomplètes, comme on en rencontre tant, j'ai obtenu des succès fréquents. Je dois ici citer un exemple frappant de succès dans une déviation complète qui, prouve la puissance d'action de l'instrument en même temps que son innocuité et la parfaite tolérance de la part de la malade.

Ire OBSERVATION. — ANTÉVERSION CHEZ UNE DAME MARIÉE DEPUIS NEUF ANS, SANS ENFANT; REDRESSEUR UTÉRIN A AIR DE GARRIEL; GUÉRISON; GROSSESSE ULTÉRIEURE, ACCOUCHEMENT A TERME.

Mme de T..., femme d'un magistrat de la Somme, mariée depuis neuf ans, sans enfant, brune, tempérament bilieux-nerveux, m'est emmenée par son mari en 1869, en l'état suivant :

Constipation habituelle depuis trois ou quatre ans, envies fréquentes d'uriner durant le jour; dans la nuit rien de semblable ; Rapports conjugaux douloureux, douleurs plus ou moins prolongées dans les reins et le petit bassin, un jour ou deux avant les époques, qui sont irrégulières dans leur apparition ; douleurs habituelles dans les aines, vers les fosses iliaques, exaspérées par la marche. Marche difficile, à tel point que la malade ne veut sortir que pour les exercices religieux ; amaigrissement, faiblesse générale, palpitations fréquentes, troubles nerveux ayant changé le caractère de la malade, qui est devenu irrascible, impatiente ; digestions difficiles, ballonnement du ventre après le repas, éructations fréquentes qui semblent soulager. Mme de T..., est dans un désespoir marqué de ne pas être mère, ce à quoi elle rêve constamment.

A l'exploration directe, constatation d'une antéversion, le globe utérin en avant sur le pubis, le col ayant conservé le volume de celui de la jeune fille, tourné sur le rectum avec un certain degré d'inflexion. Ni érosions, ni granulations, peu ou presque pas de flueurs blanches. L'exploration directe en diverses positions donne toujours le même résultat, seulement le globe utérin, mobile et susceptible d'être déplacé avec les doigts, ne paraît point bridé par des adhérences. Je propose d'appliquer le redresseur en caoutchouc de Garriel, mis en fréquent usage par Favrot.

Prescriptions comme traitement général et local : Phosphate de fer de Leras (solution), deux cuillerées par jour dans deux tasses de tisane de fleurs de pensée sauvage (15 jours); ensuite quinze jours, deux cuillerées du sirop suivant : sirop d'écorce d'orange amère et sirop de gentiane mêlés par parties égales, alterner ainsi. Injections tous les soirs et tous les matins, avant de placer le redresseur, avec de l'eau de son dans la quelle on mettra une cuillerée à café d'alcoolature de myrrhe et de lavande par parties égales; eau de Soultmatz avec du vin au repas; une cuillerée à café d'huile de ricin tous les matins, un peu d'exercice tous les jours, progressivement augmenté.

Le lendemain, j'applique le redresseur à air (pelotte du plus petit calibre), je le pousse, en avant, au fond entre le globe utérin et le pubis, et montre au mari comment il doit être placé tous les jours dans la même direction, si bien qu'une fois en place, le petit ballon distendu progressivement par l'insufflation d'air, soulève et repousse en arrière le globe utérin, et par ce mouvement de bascule, fait revenir un peu en avant le col incliné en arrière. La première application est un peu douloureuse.

Mme de T..., devra retirer le soir en se couchant, le matin en se levant, le redresseur, faire l'injection prescrite et le replacer immédiatement après *pour le conserver constamment*.

M. de T... retourne chez elle et revient trois mois après : la santé générale est avantageusement modifiée, les digestions sont bonnes et les troubles nerveux ont cessé, la marche se fait bien mieux; les forces sont récupérées en partie. Le globe utérin est replacé sur la ligne médiane, encore un peu en avant et le col a sa direction normale. Je conseille de continuer le traitement général et local, d'aller passer un mois aux bains de mer. Mme de T... m'annonce, quatre mois après, une grossesse qu'elle mène à terme, et va dans sa famille, à Amiens, pour faire ses couches. Elle a mis au monde un garçon vigoureux et bien portant; les suites de couches ont été pénibles. Trois mois après elle est revenue me voir, et, à part une phlegmasie catarrhale subaiguë du col pour laquelle je lui ai donné quelques conseils, j'ai trouvé tout en bon état.

### E. — NOTIONS PRÉLIMINAIRES POUR L'INTELLIGENCE DE MON PROCÉDÉ DE REDRESSEMENT

Pour que le mode d'action du procédè opératoire que j'emploie pour le redressement de l'utérus soit bien compris, je dois rappeler que, dans toute déviation ancienne, cet organe présente un épaississement, une augmentation de volume sur la partie ou face qui correspond au côté de l'inclinaison, c'est à-dire à la face antérieure dans l'antéversion, et à la postérieure dans la rétroversion, épaississement plus accentué encore sur le col, fait signalé par Désormeaux et Paul Dubois et que j'ai retrouvé constamment. J'ajoute que cette disposition pathologique est un obstacle presque invincible pour le redressement de l'utérus; que l'intumescence de cette partie de l'organe est un puissant obstacle à sa contractilité normale qu'il annihile, tandis que la partie opposée conserve toute sa puissance de contraction; que de cette inégalité de contraction dans les deux parties il résulte forcément que la partie qui conserve sa contractilité normale, exerce une action graduelle et continue qui finit par entraîner de ce côté l'inflexion du col, qui peut arriver à être recourbé en arc de cercle avec la forme de bec de cornue, comme Baudeloque l'a signalé. Avec un telle inflexion survient forcément le frottement continuel du museau de tanche sur la paroi correspondante du vagin, et avec ce frottement les érosions, les exulcérations, les granulations, quand l'inflammation catarrhale chronique préexistante ne les a pas déterminées déjà, et, s'il il y a eu préexistance, elles sont entretenues et augmentées par le fait du frottement.

Après ces énonciations sur les dispositions pathologiques, il faut pour l'intelligence de l'action de mon procédé que je rappelle sommairement la constitution intime de l'utérus, c'est-à-dire des couches musculaires qui en font un organe de contractilité de premier ordre, car mon procédé opératoire est dans sa plus grande partie une question de myotomie.

### 1° CONSTITUTION ANATOMIQUE DE L'UTÉRUS ET DES ANNEXES

L'utérus, poche à parois épaisses et musculeuses, est situé dans l'excavation du bassin entre la vessie et le rectum, au-dessus du vagin, au-dessous du paquet intestinal. Il est maintenu suspendu dans la cavité pelvienne par des replis du péritoine et des faisceaux musculaires en grande partie placés dans l'épaisseur de ces replis, replis formant des ligaments. Ces liens ou ligaments sont au nombre de six, trois de chaque côté : ligaments larges, ligaments ronds et ligaments utéro-sacrés.

Les ligaments larges n'empêchent pas l'inclinaison en avant et en arrière de l'utérus, mais ils forment une résistance à l'inclinaison latérale.

Les ligaments ronds ne sont jamais tendus, ils n'apportent donc aucun obstacle aux déplacements de la matrice.

Les ligaments utéro-sacrés constituent un obstacle à l'abaissement de la matrice vers la vulve.

L'utérus est suspendu, flottant dans l'excavation du bassin, et peut exécuter des mouvements plus ou moins étendus.

A l'état normal, l'axe de l'organe n'est pas rectiligne, il forme une courbe plus ou moins régulière, à concavité antérieure. L'utérus a la forme d'une poire ou d'un cone applati d'avant en arrière. A l'état normal, son tissu propre est composé de fibres musculaires ; pendant la grossesse ou par suite de la replétion de la cavité qui nécessite sa dilatation, ce tissu revêt tous les attributs extérieurs du tissu musculaire, tel qu'on le trouve dans les appareils de la vie organique. Si, dans l'état de vacuité, les fibres musculaires sont inextricables, dans l'état de gestation, à cause du développement considérable qu'elles prennent, l'inextrication des faisceaux devient relativement facile à débrouiller. Le tissu est composé de trois couches : une externe, une moyenne et une interne.

Cette constitution de l'organe, lui donne une puissance de contractilité extrêmement grande. La partie cervicale est, à l'état normal, plus dense, plus épaisse en apparence que le globe utérin dans ses parois. Ceci dit, voyons la disposition des annexes à son égard.

L'ovaire, sur les côtés de l'utérus entre la vessie qui est en avant et le rectum qui est en arrière, occupe l'aileron du ligament large. Appendu à la matrice, il peut, comme cet organe, se porter en avant, en arrière et sur les côtés.

De son extrémité interne part le ligament de l'ovaire, de l'extrémité externe, part une frange spéciale dénommée ligament de la trompe.

L'utérus, la trompe et le ligament rond, sont compris dans un même dédoublement du péritoine, le ligament large.

Le ligament de l'ovaire, faisceau arrondi de fibres lisses, va du bord libre de l'aileron postérieur se fixer en dehors, à l'extrémité interne du hile de l'utérus.

Le ligament de la trompe, tubo-ovarien, se détache du pavillon de la trompe pour aller se fixer vers l'extrémité externe du bord adhérent de l'ovaire.

Enfin, le ligament rond postérieur décrit par Rouget, faisceau de fibres lisses émergeant de l'utérus, se porte au *fascia propria* de la région lombaire, en suivant les vaisseaux utéro-ovariens.

On comprend d'après toutes ces dispositions, que les maladies des annexes, leur inflammation surtout, par suite d'adhérences consécutives, puissent entraîner ou maintenir fixé l'utérus dévié.

### 2° *Couches musculaires*.

J'ai déjà dit que trois couches musculaires, une externe, une moyenne et une interne, constituent le tissu propre de l'organe.

L'état de distension par la grossesse a permis d'étudier ces couches. La couche musculaire externe laisse voir un faisceau ou bande médiane longitudinale qui, partant de la face postérieure à la jonction du col et du corps de l'organe, remonte au fond de celui-ci pour s'étaler en se partageant par divergence en trois parties : une externe, une interne et une médiane. L'interne s'entre-croise souvent partiellement avec celle du côté opposé de la ligne médiane, l'externe se dirige vers les angles de l'utérus et se mêle aux fibres tranversales. Les fibres de la médiane ou intermédiaire descendent sur la face antérieure du globe pour se recourber successivement en dehors et aller se continuer avec les fibres qui constituent les ligaments ronds ; quelquefois les fibres les plus internes de ce faisceau descendant atteignent le niveau de l'isthme de l'utérus et se recourbent à leur tour en dehors pour se mêler aux fibres transversales.

Les fibres transversales forment la masse principale de la couche externe, point essentiel à noter ; dans la moitié inférieure du corps, elle sont directement transversales ; plus haut, elles convergent vers les angles de l'utérus ; vers la ligne médiane, les plus superficielles se recourbent quelquefois pour devenir longitudinales et se continuer avec le faisceau ansiforme ; celles qui sont plus profondes, passent directement d'un côté à l'autre de l'utérus.

Les fibres du col sont généralement transversales, un peu obliques cependant en bas et en dedans et souvent entrecroisées sur la ligne médiane. Elles envoient des expansions, en dehors, dans les ligaments larges, en arrière dans les ligaments utéro-sacrés, et quelquefois, en avant, dans les ligaments utéro-vésicaux (Cruvelhier).

La couche moyenne des fibres musculaires forme environ un tiers des parois ; les faisceaux se croisent dans toutes les directions en s'envoyant fréquemment des branches de communication. Cette texture est la même dans tout le corps de l'utérus.

La couche interne se compose principalement de faisceaux annulaires, mais ses fibres sont recouvertes sur chacune des faces de l'utérus par un faisceau large et épais de fibres longitudinales, faisceau triangulaire, dont la base supérieure s'étend d'un orifice à l'autre, et, dont le sommet dirigé en bas, descend jusqu'auprès de l'orifice du col. Un faisceau musculaire très-puissant et toujours un peu saillant, entoure l'orifice interne du col et y forme un véritable sphincter ; dans le col, sur le milieu de chaque paroi, un faisceau musculaire ramifié détermine la saillie de l'arbre de vie.

### F. — CAUSES DU REDRESSEMENT APRÈS L'OPÉRATION

Ces dispositions que nous venons de constater sommairement dans la constitution intime de l'utérus, qui est un organe essentiellement musculaire, suffisent à faire comprendre sans entrer dans de plus grands détails d'anatomie descriptive, qu'en faisant des sections musculaires sur telle ou telle partie du col jusque vers sa jonction avec le corps, on imprimera par suite de la cicatrice une rétraction musculaire qui s'étendra sur toute une partie correspondante du corps, et que par « l'intrication » des fibres musculaires agissant par voie de continuité on obtiendra des mouvements de bascule de tout l'organe. Par la suppuration consécutive à ces incisions plus ou moins profondes on obtient le dégorgement des parties augmentées de volume, et on les ramène par suite, à leur contractilité normale.

Mais un autre effet s'est produit immédiatement après les sections; les fibres qui vont s'anastamoser au ligament rond, si c'est une antéversion qu'on opère, entrent en relâchement et permettent la mobilité du corps d'avant en arrière, ce qu'empêchaient auparavant ces fibres en contraction permanente. Il en est de même pour les fibres qui du col vont s'anatasmoser avec les ligaments utéro-sacrés, quand on opère une rétroversion.

Enfin, comparant l'utérus suspendu dans le bassin par les ligaments et facilement mobile à un ballon enserré dans ses mailles et dont la nacelle maintient la perpendiculaire quand il n'y a aucun vent capable de faire incliner le globe, je termine ces considérations en faisant observer qu'une fois le corps de l'utérus débarrassé de toutes les tractions opérées par les tensions ligamenteuses ou musculaires, il obéit à la direction que lui imprime le col en revenant à sa place ordinaire.

Toutes ces considérations en apparence hypothétiques, sont appuyées sur les résultats cliniques, qui aujourd'hui sont en nombre assez considérables, pour former une démonstration péremptoire.

### C. — INSTRUMENTATION

On ne peut porter un instrument tranchant sur le corps de l'utérus sans s'exposer à quelques accidents, les plaies en résultant pouvant devenir des foyers d'inflammation et de septicémie. Il n'y avait donc que deux méthodes pour produire les sections musculaires nécessaires : la galvano caustique, ou des instruments tranchants rougis au feu comme pour le cautère actuel. La galvano-caustique est difficilement maniable dans ce cas, à cause de la multiplicité des formes de couteaux à employer et de l'étroit espace qui existe entre les parois du spéculum et le col. Nous l'avons laissée de côté pour nous servir d'instruments cutellaires fabriqués exprès, à longue tige, emboîtées dans un manche. De cette façon, nous opérons avec précision sans dépasser les limites que d'avance nous avons fixées.

### H. — MON PROCÉDÉ DE REDRESSEMENT ; RAISONS DE SON INOCUITÉ ET DE SON ACTION

L'utérus, organe creux, est doué d'une élasticité et d'une puissance de contraction en rapport avec ses fonctions physiologiques. Destiné à contenir l'ovule fécondé et à se détendre, s'élargir jusqu'à la fin de la gestation, il est donc susceptible d'une distension extrême sans perdre sa puissance de contraction qui se manifeste à son summum dans l'acte de parturition. Cet organe a une sensibilité propre qui se manifeste sous l'action de ses excitateurs naturels. On peut dire au contraire, qu'à l'égard de certains autres excitateurs, il conserve une sorte d'impassibilité, ou au moins un degré prononcé d'insensibilité, surtout dans la partie qui constitue le col.

C'est ainsi que cette partie de l'organe, excitable, contractile sous l'impression des attouchements génésiques ou sexuels, ne manifeste pas de sensibilité notable quand le fer rouge est porté sur l'une de ses parties.

D'après notre expérience, nous avons constaté un effet à peu près semblable pour la cavité du globe utérin qui ne manifeste qu'une souffrance bien modérée quand le fer rouge est porté dans son intérieur. Ainsi, très-grande sensibilité pour les excitateurs propres et sensibilité obtuse pour certains excitateurs externes, tels que le feu, voilà deux conditions de l'organe utérin. D'autre part, et par le fait de sa constitution anatomique, cet organe possède une impressionnabilité morbide très-grande, une aptitude prononcée à s'enflammer violemment à la moindre érosion, écorchure ou plaie, faites sur la muqueuse qui tapisse sa cavité, et une tendance sans égale à absorber les produits de l'inflammation, les liquides devenus septiques. Ce sont là des points capitaux à noter dans la question qui nous occupe ; c'est là la base des accidents multiples et quelquefois mortels qui se sont montrés dans le procédé de redressement inventé par Simpson et renouvelé par Valleix.

Pour donner une idée de la différence de sensibilité de l'utérus sous divers excitateurs, je veux sommairement rapporter un exemple. En décembre 1869, une jeune miss américaine de 24 ans était sur le point de succomber à des métrorrhagies répétées. Tous les moyens avaient été épuisés par divers confrères. Quand je fus appelé, la malade était d'une pâleur de cire, exangue, sujette aux lypothimies, vomissant tout et ne pouvant faire le moindre mouvement dans son lit. La dernière hémorrhagie durait depuis quinze jours. Sans examen direct, je déclarai qu'il s'agissait probablement d'un polype utérin et que, le cas échéant, il faudrait l'opération immédiate. On comprend l'hésitation de la famille pour la constatation directe. Après 24 heures d'indécision, l'examen fut accordé. Le lendemain, assisté de mon confrère Dalpiaz, je pus constater la présence d'un polype pendent dans le vagin. Il s'agissait d'une fille vierge. Il fallut inciser les nymphes ; le polype pédiculé sur la partie cervicale supérieure fut vite enlevé, mais j'en sentais un second, gros comme une noix, ayant racine dans la cavité utérine. J'en fis l'ablation et, après, je portai à trois reprises un cautère à roseau rougi, dans la cavité utérine pour cautériser les points d'insertion ; il n'y eut que peu de souffrance, beaucoup moins que pour les manœuvres d'ablation du polype ; tout se passa bien ensuite (ce fait est rapporté dans la *Gazette médicale* de Paris). Six mois après il y avait récidive. Cette fois ce n'était plus un polype fibreux comme j'avais considéré les autres ; je me trouvais en présence d'une tumeur fibro-ancéphaloïde volumineuse. Après l'ablation, avec l'aide de M. Dalpiaz, je portai quatre fers rougis dans la cavité utérine. Rien ne surgit à la suite. En quatre mois, je fus obligé de renouveler la même opération quatre fois avec l'assistance du docteur d'Alpiaz, tant la repullulation de l'encéphaloïde était rapide sur un moignon qui occupait le fond de l'utérus. A chaque séance, je n'enlevai pas moins de trois à quatre cent grammes de production encéphaloïde. Les trois premières fois je portai dans l'intérieur de la cavité utérine trois à quatre cautères au rouge cerise. Il ne s'en suivit jamais ni douleur accentuée, ni accident consécutif. Après la quatrième opération, je voulus badigeonner avec un pinceau trempé dans le perchlorure de fer à 30° la cavité utérine. Cette fois la malade fut prise de douleurs atroces, de vomissements continuels, de fièvre avec délire et de prostration. Ces accidents durèrent 15 jours et faillirent enlever la malade. Grâce à l'hydrate de chloral, je parvins à procurer du sommeil ; la glace sur le ventre, des purgations salines répétées, puis un large vésicatoire eurent raison des accidents.

I. PROCÉDÉ OPÉRATOIRE

Le procédé consiste dans la myotomie ou sections musculaires du col, opérées à une profondeur telle que la couche musculaire moyenne puisse être comprise dans la section. Ces sections sont transversales, longitudinales, obliques, suivant les cas. Elles sont faites, ainsi que je l'ai déjà dit, avec des instruments tranchants rougis au feu, depuis le rouge cerise jusqu'au rouge blanc.

Ces sections n'occasionnent par elles-mêmes aucune douleur, tant l'utérus est peu sensible à cet agent. Quand il y a douleur réelle, c'est le spéculum qui la produit en s'échauffant au contact des instruments incandescents. Quand on a soin d'introduire dans le spéculum, et immédiatement après la section, un tampon de linge imbibé d'eau froide, on prévient ou on arrête subitement cette douleur. La grande majorité des malades, en s'apercevant qu'elles ne souffrent pas, lorsqu'elles avaient été terrifiées par l'appareil, témoignent une hilarité bruyante, sorte de jactance en face d'un danger auquel elles croyaient et qui n'existe pas.

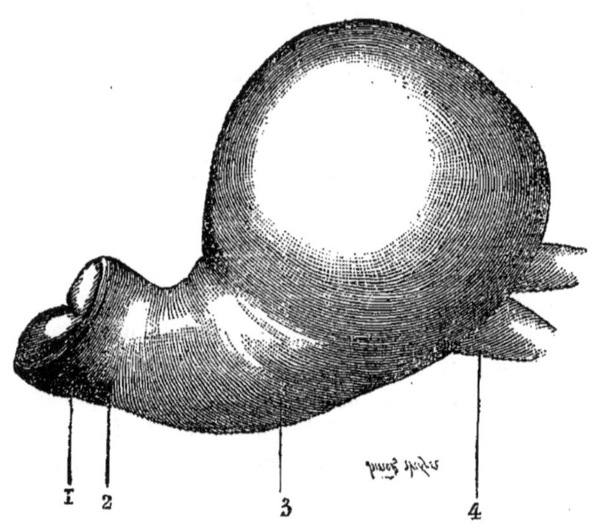


UTÉRUS EN ANTÉVERSION

1. Saillie de la lèvre antérieure. — Point où porte l'excision en V à base antérieure et sommet postérieur. — 2. Incision tranverse antérieure. —

3. Incisions tranverses postérieure entre 2 et 3. Il est fait une troisième incision tranverse. — De 2 à 3, deux incisions longitudinales elliptiques, dont une en emporte-pièce enlève la partie médiane. — 4. Annexes du côté droit.

Dans une antéversion ancienne, avec flexion du col en arrière et en haut, et épaississement de la partie antérieure, par exemple, je fais trois sections transversales de 2 centimètres environ d'étendue, puis deux incisions longitudinales en ellipse croisant ces dernières et les dépassant en avant et en arrière. Puis, avec des instruments à truelle et en spatule, j'enlève ou détruis la partie comprise entre ces deux incisions jusqu'à une profondeur égale à celle des incisions. Alors ramenant en avant le museau de tanche et l'engageant dans le champ du spéculum, il se présente de suite en saillie, la lèvre antérieure épaissie et fortement augmentée de volume eu égard à la lèvre postérieure. Avec un instrument en quart de cercle, à tranchant, oblique en avant et en haut, j'emporte d'un seul coup, comme en taillant une plume, un lambeau qui part du rebord externe et va presque jusqu'à la section transverse antérieure. C'est presque une excision en V à base antérieure.

S'il y a exulcération ou excoriation, avec ou sans granulations, sur les lèvres et à l'orifice externe, j'en fais justice avec une application de cautère à marteau. Quand il y a lésion de l'orifice, déchirure ancienne, granulations, boursoufflement, épaississement de la muqueuse, une application de cautère olivaire détruit et régularise tout. Enfin, si la phlegmasie catarrhale chronique s'étend le long du canal cervical, une tige rougie enfile le canal et un cylindre un peu plus volumineux est introduit après, pour faire la cautérisation plus profonde sur les parois internes de la cavité. L'opération est alors terminée; un linge enduit d'huile d'olive est appliqué sur les parties à travers le spéculum pour n'être retiré que trois ou quatre heures après. La malade reste couchée horizontalement dans son lit, de trois à huit ou dix jours, temps pendant lequel un boyau préparé, plein de glace, est appliqué sur le bas-ventre, séparé de la peau par un linge double. La glace est renouvelée à mesure qu'elle fond. Matin et soir, il est fait une injection de lavage à l'eau de son. Voici ce qui s'est passé généralement au dixième jour : toutes les escarhes se sont détachées et les plaies sont rouges, suppurantes. L'utérus, dégorgé déjà en partie par l'écoulement des sanies et du pus, est devenu flasque, molasse, sur les parties autrefois tuméfiees ; si bièn qu'en introduisant directement le spéculum on fait engager, par le plus léger mouvement de rotation le museau de tanche, qui se présente directement au champ de l'instrument, tandis qu'avant l'opération, c'était la partie infléchie du col qui se présentait et qu'il fallait de grands mouvements de rotation, d'abaissement et d'élévation pour faire arriver obliquement le museau de tanche qui laissait toujours son ouverture dirigée obliquement en bas et arrière et présentait sa lèvre antérieure aux deux tiers engagée.

La position horizontale dans le lit, l'action des réfrigérents empêchent l'explosion de douleur ou d'inflammation et, ces deux circonstances ajoutées au poids du boyau plein de glace font que le globe utérin se porte en arrière et s'y maintient pendant que l'utérus est devenu plus mobile et qu'une constriction ou contractilité permanente du tissu globulaire sous l'action du froid lui fait conserver cette position nouvelle. Les injections de lavage (deux à trois par jour) sont faites pendant vingt jours. A ces injections succèdent alors les injections détersives et les pansements à travers le spéculum au moyen de longues pinces.

Voici comment je fais ces pansements tous les deux jours d'abord, puis tous les jours à mesure que la cicatrisation avance.

Je lave avec l'eau de son additionnée de quelques gouttes de la mixture suivante :

| | | |
|---|---|---|
| Alcoolature | de myrrhe. . . . . . | ãã 30 gram. |
| — | de quinquina. . . . . | |
| — | d'arnica. . . . . . . . | 10 — |

Mêlez.

Après le lavage, j'éponge, puis avec des bourdonnets d'ouate imbibés dans l'eau de son additionnée d'un cinquième de la même mixture, je touche successivement toutes les parties en voie de suppuration.

Les dix derniers jours ces pansements deviennent quotidiens, et au cinquantième ou cinquante-cinquième, au maximum, tout est guéri, toutes les cicatrices sont effacées ; le col est lisse, rosé uniformément, égal, avec son volume normal, sa direction naturelle; et le museau de tanche revenu à sa constitution régulière avec orifice transversal est réduit à ses dimensions; le globe utérin est à sa place. Voici les causes qui l'ont fait reprendre sa situation normale : par suite des sections musculaires, toute tension, même dans le corps de l'utérus, décroit, et à mesure que le dégorgement s'opère, cette tension disparaît à tel point que l'organe, en état de relâchement, flexible, se trouve mollement suspendu à ses ligaments. Par le repos au lit et les réfrigérents, le globe s'est déjà reporté en arrière, quand on a soin surtout de maintenir le rectum vide. La cicatrisation s'opérant graduellement dans ces conditions, il arrive qu'avec la rétraction cicatricielle des tissus, le corps de l'organe se maintient dans sa nouvelle position et y reste définitivement fixé. L'antéversion avec toutes ses conséquences est vaincue sans que la malade ait été exposée au moindre danger et sans avoir éprouvé de souffrances notables. Le traitement général est habituellement institué dès avant l'opération.

Il m'arrive parfois, quand les symptômes y convient, de soumettre pendant huit à dix jours et plus, les malades à un traitement qui a pour but de dissiper certains accidents : ainsi, quand les malades ont des douleurs passées à l'état aigu par suite de suractivation de phlegmasie chronique, quand il y a des phlegmasies ovariennes ou des ligaments, je cherche à avoir justice de ces phlegmasies par les applications réfrigérentes, la glace par dessus la pommade mercurielle belladonée, par les vésicatoires, les cautères potentiels même, les purgatifs répétés, les bains, etc., quitte à remettre l'opération à une longue date, si je n'ai pas complétement réussi.

### 1° DÉVIATIONS RÉDUCTIBLES ET IRRÉDUCTIBLES

Il faut séparer les déviations utérines en deux catégories principales pour bien comprendre l'importance du procédé opératoire et juger sainement des résultats qu'il peut fournir.

1° Les déviations utérines avec adhérences solides ou brides qui maintiennent solidement l'utérus dévié;

2° Les déviations exemptes de cette irrémédiable complication.

Dans les premières, le procédé ne peut aboutir à un résultat favorable complet, mais s'il ne peut faire obtenir le redressement de l'utérus, il fait disparaître du moins les principales causes de souffrances, et permet d'obtenir une amélioration telle que les malades récupèrent la plénitude de leur santé moins certains inconvénients auquels elles peuvent obvier par une ceinture hypogastrique, dans l'antéversion.

Voici, en effet, les résultats auxquels on arrive par ce procédé : dans une semblable déviation, nécéssairement ancienne, le col est fortement infléchi, recourbé en bec de cornue et porte sur le rectum. Il s'élève souvent à une hauteur qui dépasse le niveau du corps incliné et abaissé; première source de gêne et de douleurs, ce que nous avons fait remarquer déjà; car les inflexions du col, d'après tous les observateurs, causent les accidents qui tourmentent le plus les malades. Avec cette inflexion du col, existent sur le museau de tanche des excoriations, des exulcérations, des granulations, etc , qui entretiennent une leucorrhée plus ou moins abondante, d'autant plus abondante qu'il y a phlegmasie catarrhale préexistante ou consécutive.

L'opération fait disparaître tous ces accidents en même temps qu'elle procure la disparition de l'inflexion du col. Voici un exemple fort remarquable de cette espèce.

IIe Observation. — Antéversion avec rétroflexion du col, adhérences par suite de pelvi-métrite, suite de couches.

Mme V..., 36 ans, d'une constitution au-dessus de la moyenne, à prédominance lymphatique nerveuse, a eu cinq enfants dans l'espace d'une dizaine d'années. — Les trois premières couches n'ont rien offert de particulier. — A la quatrième, il fallut terminer l'accouchement par une application de forceps et, à part une hémorrhagie consécutive et abondante, les suites en furent heureuses, quoique la malade eût mis un temps très-long pour récupérer ses forces.

A la cinquième couche, le travail fut long et laborieux, et Mme V... redoutant une application nouvelle du forceps, qui d'ailleurs, ne me parut pas absolument nécessaire, le travail fut laissé aux ressources de la nature. Il se termina heureusement après quarante-huit heures de souffrances ; un gros garçon vigoureux et bien portant fut mis au monde, cette fois.

Les suites en furent toutes simples, et trois semaines après la malade se levait.

A six mois de là, Mme V... était enceinte pour la sixième

fois. A la tête d'un magasin de nouveautés, elle éprouvait de grandes fatigues et se livrait souvent à des exercices que sa situation aurait dû lui interdire. Bref, au troisième mois de sa grossesse, elle fut prise de douleurs que rien ne put arrêter, puis de pertes de sang, et le neuvième jour, elle avortait après des souffrances atroces et prolongées. Avait-elle déjà des brides autour de l'utérus, et ces brides empêchant le développement de l'organe, avaient-elles provoqué cet avortement, ou bien quelque violence extérieure avait-elle déterminé cet accident? c'est ce dont je ne pus me rendre compte. En tous cas, Mme V... eût cette fois des signes non douteux de pelvimétrite qui, malgré tous les soins, la tinrent clouée pour trois mois dans son lit et furent suivis d'une convalescence longue et pénible.

A partir de ce moment, Mme V..., ne récupéra plus ses forces habituelles; la marche devint difficile, douloureuse, et dans la station debout, comme dans la marche, elle accusait des douleurs dans les aines, ses époques étaient précédées de douleurs dans les reins, étaient exagérées autant sous le rapport de la durée que sous celui de la quantité de sang perdu. Avec ces phénomènes, apparurent des troubles nerveux, de la dyspepsie ; l'amaigrissement faisait des progrès.

Une sage-femme de renom qu'elle consulta et qui reconnut une antéversion, la soigna pendant six mois avec des sachets et le reste, et lui conseilla définitivement l'adoption de la ceinture hypogastrique à pelotte mobilisable.

Deux ans s'étaient écoulés sans que Mme V... eut éprouvé une amélioration notable ; et elle était d'autant plus désespérée, qu'elle ne pouvait plus vaquer aux affaires de son commerce, et qu'elle était obligée de garder la chambre la plupart du temps.

C'est alors qu'elle me consulta, à la fin de 1867. Après tous les examens directs et dans toutes les positions, je constatai une antéversion, avec épaississement considérable des parois antérieures du corps et du col, inflexion en bec de cornue de celui-ci en arrière, le museau de tanche remontant au-dessus du niveau du globe utérin abaissé; une exulcération et de grosses granulations tuberculeuses, une leucorrhée abondante.

Mme V..., étant très-amaigrie et ayant les parois abdominales très-dépressibles, il me fut aisé, après avoir évacué l'urine de la vessie par le cathétérisme, non-seulement de bien sentir la situation du globe utérin, mais de juger de l'impossibilité de le reporter en arrière avec la main droite pressant sur lui, tandis que l'indicateur de la main gauche dans le vagin cherchait à aider à ce mouvement de projection. Ces manœuvres étaient même très-douloureuses. J'acquis ainsi la conviction que le globe utérin était maintenu par des brides.

Avec le même indicateur, je pouvais remonter au museau de tanche et ramener le col en partie à sa direction normale ; sa partie postérieure était plus mince et tendue, elle offrait une résistance marquée au centre concave, en opposition à la convexité de l'inflexion ; le col redressé par le doigt reprenait immédiatement son inflexion quand on l'abandonnait à lui-même. Je proposai l'opération qui fut acceptée et exécutée le lendemain, d'après le procédé que je viens de décrire.

Cinquante-cinq jours après, tout était cicatrisé; l'inflexion du col et l'épaississement avaient disparu ; la leuchorrée avait cessé complétement, la direction du col était maintenant oblique en arrrière, sans porter sur le rectum.

La malade n'éprouvait plus de souffrance, avait récupéré ses forces, et les accidents nerveux, y compris la dyspepsie, avaient disparu. Mme V.... pouvait vaquer à ses affaires et marcher sans douleur. Elle éprouvait encore une gêne à l'hypogastre dans la station debout ; je lui fis alors appliquer la ceinture hypogastrique avec pelotte mobile ; je lui montrai la direction oblique en arrière à donner à la pelotte pour maintenir refoulé autant que possible, le globe utérin. Grâce à cette précaution, prise durant quatre ans, elle n'a plus éprouvé d'incommodité ; aujourd'hui elle ne porte plus sa ceinture, et elle n'éprouve plus d'accidents.

On voit que le résultat obtenu immédiatement par l'opération a consisté dans la cessation de tous les accidents déterminés par l'inflexion du col, et que la santé générale a été immédiatement rétablie. Si le corps de l'utérus n'a pu être redressé à cause des adhérences, la ceinture hypogastrique a remédié aux légers inconvénients de sa déviation, et la malade a pu se passer de l'emploi de cette ceinture au bout de quatre ans, sans s'en trouver incommodée.

### IIIe OBSERVATION. — RÉTROFLEXION ANCIENNE ; OPÉRATION ; GUÉRISON RADICALE

Dans le courant de mars 1873, la femme d'un riche propriétaire du département du Pas-de-Calais, m'écrivait pour me demander un avis sur sa position.

Après un avortement à deux mois, me disait-elle, fait à Paris, sans douleur préalable, à la suite d'une longue promenade à pied, elle avait eu une métrorrhagie, de trois semaines à un mois de durée.

Le médecin de sa famille, qui habite Paris, lui avait donné des soins pendant deux mois, durant lesquels elle avait gardé un repos absolu. Les douleurs s'étant amendées au bout de ce laps de temps, et elle avait pu rentrer chez elle, conservant une leuchorrhée abondante. Arrivée chez elle, elle ne tarda pas à se convaincre que la marche, même peu prolongée, donnait de l'acuité aux douleurs qu'elle ressentait toujours sourdement dans le bassin. Le médecin de Paris lui prescrivit à nouveau le repos absolu, des injections émollientes. La première menstruation avait été précédée, malgré le repos, de douleurs très-vives, de trente-six à quarante heures de durée. Elle se prolongea neuf à dix jours, et il y eut une perte considérable de sang. A partir de ce moment, chaque époque menstruelle fut douloureuse et presque avec la même durée et la même abondance.

Il y avait quinze mois environ que Mme ... était soumise au repos absolu, ne se permettant que de loin en loin quelques petites marches, et quand ces marches avaient lieu avant les époques, les douleurs devenaient plus intenses. La leucorrhée persistait toujours plus ou moins abondante dans l'intervalle des règles. Cette dame, toute jeune encore, mariée à 17 ans, ayant eu une première couche heureuse qui lui avait donné une fille à 19 ans, ne pouvait se contenter d'une existence pareille, tous les soins donnés jusqu'alors n'ayant pu améliorer sa position et se voyant réduite à passer sa vie dans son lit ou sur une chaise longue. Elle s'étiolait, perdait ses forces et était sous l'influence d'une démoralisation complète.

Elle eut alors recours aux lumières d'une célébrité médicale de Lille qu'elle appela auprès d'elle.

Après trois mois de nouveaux soins prescrits par ce savant confrère, sans plus de succès, elle nous demandait un conseil, pensant que ses indications pouvaient nous suffire et croyant ne pas pouvoir entreprendre sans danger le court voyage de Paris. Comme nous ne pouvions absolument rien dire sans l'avoir examinée, elle prit la résolution de venir à Paris, d'y séjourner pour recevoir nos soins et subir même une opération dont elle avait entendu parler par une de ses amies que j'avais guérie.

Le 30 mars, Mme . . arrivait à Paris avec son mari et descendait dans la maison tenue par Mme Cayla, rue Notre-Dame-des-Champs. Après deux jours de repos, je pus procéder à une exploration complète.

Voici le résultat de l'examen : Mme ... est une belle personne, de taille au-desus de la moyenne, chatain-clair et douée d'un certain embonpoint. Elle éprouve de fréquentes palpitations ; elle est devenue très-impressionnable, irritable, et se sent profondément débilitée malgré son apparence de santé. Elle a perdu l'appétit et ses digestions sont pénibles, accompagnées de ballonnement du ventre avec oppression, que des éructations fréquentes semblent soulager. Les nuits sont agitées, peu de sommeil. Elle est constipée, surtout depuis l'origine de la maladie, et quand elle marche un peu ou seulement en se mettant debout, il y a une sensation de pesanteur sur le coccyx et des envies plus fréquentes d'uriner. Quand elle est dans la position horizontale, ces deux phénomènes disparaissent. Elle accuse une sensibilité accentuée dans les deux fosses iliaques, surtout dans celle de gauche. A l'approche de ses règles, les douleurs qu'elle éprouve à la région sacro-coxigienne s'exaspèrent pendant plus de vingt-quatre heures, à tel point qu'il y a des contractions intermittentes comme dans les douleurs du travail d'enfantement. Elle a souvent des névralgies intercurrentes, soit à la poitrine soit à la tête.

Je l'examine dans la station debout, l'indicateur introduit dans le vagin jusqu'à la cloison vaginale.

Le globe utérin est à peu près à sa position normale, inclinant un peu à gauche ; le col, présentant une convexité antérieure très-marquée à sa partie moyenne, est fortement incurvé, fléchi en arrière. Toute la partie antérieure ainsi que celle du globe utérin est manifestement augmentée de volume, engorgée.

Le museau de tanche est exactement appliqué sur le rectum, sa lèvre antérieure offre au toucher la même intumescence, tandis que la lèvre postérieure semble perdue, retirée qu'elle est au-dessous et en arrière du niveau de la lèvre antérieure.

La partie postérieure du col jusqu'au cul-de-sac paraît amincie relativement et présente, à 1 centimètre environ au-dessus du museau de tanche, un pli rentrant ou dépression transverse qui correspond à la courbe antérieure; en outre, le doigt sent quelques granulations sur la lèvre antérieure épaissie.

Dans le décubitus horizontal sur le dos, j'obtiens le même résultat avec l'exploration directe. L'examen au spéculum plein, directement introduit, laisse voir tout d'abord la face convexe du col incurvé. Il faut faire manœuvrer le spéculum de Fergusson en tournant de droite à gauche pour arriver à mettre à découvert la lèvre antérieure; puis, par un mouvement de pression postérieure, et un peu de haut en bas avec rotation à gauche, tout le museau de tanche s'engage dans le spéculum. La lèvre antérieure, siége d'une érosion, qui existe moins marquée à la lèvre postérieure, présente un volume double de la postérieure, avec une saillie qui se poursuit jusque dans l'ouverture du conduit, en formant relief, comme s'il s'agissait d'un corps fibreux qui aboutit à l'orifice. La surface des deux lèvres est comme tomenteuse, granulée.

Je propose à Mme ... l'opération en lui expliquant la manière dont elle doit être pratiquée. Elle l'accepte hardiment, mais le mari craint des accidents, veut consulter sa famille et celle de sa femme avant de se décider.

Mme ... doit avoir ses règles dans quelques jours : j'attendrai, pour opérer, que les règles soient passées et avec d'autant plus de raison, que je veux pendant l'écoulement menstruel, profiter de la dilatation du col pour explorer la cavité et m'assurer s'il y a un corps fibreux interstitiel, ce que je n'ai pu faire séance tenante à cause de la fermeture de l'ouverture.

Voici le traitement prescrit à la malade jusqu'au moment de l'opération: sirop anti-scorbutique et d'écorces d'oranges amères par parties égales, deux cuillerées par jour dans deux tasses de tisane de pensée sauvage; une cuillerée de phosphate de fer (solution de Leras) dans la même tisane; vésicatoire ovale de deux pouces et demi de diamètre appliqué à la fosse iliaque gauche où la pression réveille vivement la douleur. Glace sur le bas-ventre nuit et jour; injections à la décoction de racines de guimauve et de têtes de pavot; prendre deux ou trois matins de suite une cuillerée à café d'huile de ricin, puis se reposer un jour ou deux et reprendre ensuite.

Le 10 avril, les règles étaient passées, les douleurs initiales avaient été beaucoup moins prononcées et la perte de sang moins abondante avec une durée de sept jours. Au moment opportun, j'avais pu introduire l'indicateur dans la cavité du col et m'assurer qu'il n'y avait aucun corps fibreux et que la saillie que j'avais notée, n'était que le résultat d'une augmentation en épaisseur de la lèvre antérieure, faisant saillie dans la cavité, tandis que la lèvre postérieure, amincie, semblait excavée pour la recevoir.

Le moment d'opérer étant venu, le mari de Mme ... dissuadé probablement par la famille et peut-être bien par le médecin de la famille qui ne comprenait pas bien l'opération, refusait. La malade devint plus pressante, plus résolue, insista auprès de son mari qui me demanda fièvreusement si je répondais qu'il n'y aurait pas d'accidents compromettants. Sur mon affirmation, il consentit, mais comme un homme qui cède parce qu'il y est contraint.

Le 12 avril, assisté du docteur Dalpiaz et d'une religieuse, je procède à l'opération. La malade convenablement placée, le spéculum Fergusson directement introduit, la courbure antérieure du col se présente de suite. En tournant l'instrument de droite à gauche comme dans les manœuvres exploratrices, une partie de la lèvre antérieure s'engage obliquement dans le champ du spéculum; l'ouverture du museau de tanche reste dissimulé en arrière.

Avec des couteaux incandescents au rouge-cerise, je pratique de suite sur la convexité du col trois incisions transversales, l'une sur la partie moyenne la plus saillante et une autre au-dessus et au-dessous, à un centimètre de distanec.

Avec un hystérotome, mousse à la pointe, à courbe gauche sur le plat, je pratique premièrement une incision verticale en ellipse, et avec un couteau semblable à courbe droite sur le plat je pratique à gauche une semblable incision. Les deux incisions réunies à leurs extrémités supérieure et inférieure sont progressivement écartées de manière à laisser un intervalle de cinq millimètres à la partie centrale.

Avec un couteau spatule rougi à blanc et agissant de bas en haut, je détache un lambeau superficiel comprenant presque tout l'espace entre les deux incisions verticales, et, enfin, avec un couteau forme truelle, au rouge-brun, j'arrête l'écoulement de sang et achève l'escarrification sur cette bande elliptique.

Le museau de tanche ramèné alors dans le champ du spéculum et se trouvant dirigé en avant, avec un fort couteau acéré en demi-lune, je taille comme par un coup d'emporte-pièce, un petit lambeau de la face antérieure, inférieure de la lèvre antérieure, lambeau convexe en haut et en arrière, concave en bas et en avant.

Un marteau plat au rouge-brun est appliqué ensuite sur cette surface saignante. Un fer demi-olive, c'est-à-dire une moitié d'olive, un côté plat et l'autre olivaire, le côté olive regardant la face interne postérieure de la lèvre antérieure du museau de tanche, est porté dans l'ouverture cervicale à 1 centimètre de profondeur, de façon que la partie convexe détruise la saillie de la lèvre, le relief en dedans. Un couteau finement lancéolaire, au rouge-brun, est porté ensuite sur les mêmes parties, pour l'hémostase et l'escarrification.

On a remarqué qu'après l'action des couteaux au rouge-blanc, j'ai toujours fait succéder les couteaux au rouge-brun pour achever d'escarrifier et arrêter le léger écoulement du sang.

Enfin, avec un large marteau plat, au rouge-brun, d'un seul coup je cautérise toute la surface du museau de tanche (lèvres antérieure et postérieure), sur lesquelles existait une érosion à surface tomenteuse, granulée.

Durant toute l'opération, la malade n'a pas poussé la moindre plainte et elle annonce qu'elle n'a presque pas souffert, que l'appareil est plus effrayant que douloureux. Il est vrai que chaque fois j'avais soin d'éteindre la chaleur par des tampons imbibés d'eau froide.

Le traitement général est continué : glace sur le bas-ventre constamment pendant trois jours; un linge imbibé d'huile est appliqué sur le col; la malade pourra le retirer trois ou quatre heures après, par le bout qui fait saillie à la vulve.

Injections matin et soir à l'eau de son pendant dix jours, repos absolu, alimentation à volonté.

Le 23 avril, premier examen, premier pansement. Mme ... n'a éprouvé aucune douleur à la suite de l'opération; pas de fièvre. Je fais moi-même une injection de lavage avec de l'eau de son, puis j'ajoute à une demi-tasse de la même décoction une cuillerée à café de la mixture suivante : alcoolature de quinquina 10, alcoolature de lavande 10, alcoolature de myrrhe 15. Avec des bourdonnets de charpie trempés dans la décoction ainsi préparée, j'éponge et j'absterge les plaies, puis une toute petite injection est faite avec le même liquide. C'est là le pansement que je ferai tous les jours à travers le spéculum jusqu'à cicatrisation complète. Aucun incident ne surgit durant tout ce traitement.

La première menstruation survenue après l'opération, le 8 mai, n'est précédée d'aucune douleur utérine, la perte de sang est encore abondante pendant trois jours, puis diminue graduellement les quatre jours suivants et se termine le huitième jour.

Le trente-deuxième jour après l'opération, le 13 mai, Mme ... se lève plusieurs heures dans la journée.

Le trente-sixième jour elle va s'asseoir au jardin du Luxembourg; elle commence à pouvoir marcher sans douleur.

Le quarante-sixième jour, elle fait des courses dans Paris en voiture. Les secousses de la voiture sont moins bien supportées que la marche, les forces sont revenues à l'état de la bonne santé, et tous les troubles organiques ont disparu ; la cicatrisation n'est pas encore complète.

Au cinquantième jour, le mari a ramené sa fille auprès de sa mère ; alors on court en voiture et à pieds, on fait de longues courses dans Paris, sans éprouver la moindre gêne, ni la moindre douleur. L'examen direct dans toutes les positions nous permet de constater le parfait redressement du col par suite de rétraction cicatricielle ; la disparition de tout engorgement.

La santé est florissante, Mme ..., n'attend plus qu'une épreuve pour quitter Paris avec son mari et sa fille ; c'est la deuxième époque.

Cette dernière époque a lieu le 3 juin, sans douleur ; le sang peu abondant ne coule que trois jours pour disparaître le quatrième. Mme ... a fait des courses durant tout ce temps, sans éprouver le moindre inconvénient.

Le 6, elle vient me remercier avec son mari, prendre congé pour retourner à son château.

Le traitement général a toujours été et devra être continué un mois encore.

Nous avons su, treize mois après, par sa cousine, sujet de

l'observation suivante, que la guérison définitive se maintenait.

### IVe OBSERVATION. — RÉTROFLEXION DU COL, AVEC ANTÉVERSION. — GUÉRISON

Voici une jeune dame de 23 ans, femme d'un magistrat, qui m'a été adressée par sa cousine, sujet de la précédente observation. Cette dernière, si contente du résultat de l'opération que je lui avais pratiquée quinze mois avant, a engagé sa cousine à se confier à mes soins, puisque tous ceux qu'elle avait reçus jusqu'alors n'avaient pu améliorer sa position.

Mme ... arrive avec son mari le 12 mai dernier. C'est une femme de taille moyenne, blonde, lymphatique. Mariée à 18 ou 19 ans, elle a eu une couche un an après. Cette couche, à son dire, a été laborieuse. Elle a été assez longtemps à s'en remettre, et depuis cette époque, elle n'a plus récupéré sa santé florissante d'autrefois. Depuis près de deux ans, s'il faut l'en croire, et même après ses premmières sorties à la suite de ses couches, elle aurait commencé a éprouver des douleurs dans les aines et dans la fosse iliaque gauche. A chaque époque menstruelle, avec l'exacerbation de ces dernières, apparaissaient des douleurs de reins de plus ou moins longue durée, puis le sang coulait abondamment, et l'écoulement ne durait jamais moins de huit jours, de sorte qu'avec un pareil état, elle a été s'affaiblissant graduellement, et, par suite du trouble des fonctions digestives, elle était arrivée à un certain état d'amaigrissement. Les jambes avaient peu de forces ; la marche n'était que pénible et ne pouvait se prolonger. Il était survenu des palpitations et des troubles nerveux tellement considérables que cette malade m'a affirmé qu'elle avait craint de devenir folle.

Etat actuel : moral affecté, surexcitation nerveuse poussée quelquefois jusqu'à de vraies attaques de nerfs. Appétit capricieux, bizarre, généralement diminué ; pesanteur à la barre de de l'estomac et ballonnement une à deux heures après le repas. Sommeil interrompu, peu réparateur ; bruit de souffle carotidien et au premier temps, fatigue incessante, augmentant après les repas et donnant lieu à un pesant sommeil ; névralgie intercostale gauche du septième espace, apparaissant fréquemment et irrégulièrement, et disparaissant de même.

Les douleurs aux aines sont sourdes, mais persistantes. La pression sur la fosse iliaque gauche détermine une sensation douloureuse. Il y a de la leuchorrée, plus abondante quelques jours avant et quelques jours après l'époque menstruelle. Tous les traitements institués jusque là n'ont pu en faire justice. Il y a constipation permanente. Il faut employer les lavements tous les jours.

La voiture est mal supportée et détermine des douleurs par les secousses ; la marche n'est possible qu'un court espace de temps parce qu'elle renouvelle les souffrances et que la jeune malade est de suite fatiguée. Il y a essoufflement à l'ascension.

Examen direct : Exploration dans la station debout. Le col, volumineux et dur sur sa partie antérieure où il offre une courbure, s'infléchit en arrière de façon que le museau de tanche appliqué sur le rectum, a son ouverture tournée tout à fait en haut ; la lèvre postérieure moins saillante est relativement en dépression, la lèvre antérieure proéminente est tuméfiée. A la commissure droite est un reste de déchirure. En cherchant à redresser le col avec le doigt passé entre lui et le rectum, je sens, sur sa face postérieure, une dépression avec tension, comme une bride, et correspondant à la courbure antérieure. Cette face paraît amincie eu égard à l'engorgement de la face antérieure. Pas de matières accumulées dans le rectum ; le globe utérin, autant que je peux en juger par cette exploration, est sensiblement dévié. Il se porte en avant, à gauche, et paraît plus volumineux qu'à l'état normal.

Exploration dans la position horizontale sur le dos. La rétroflexion persiste sans variation, c'est la convexité du col qui se présente directement au doigt; les rapports sont les mêmes. Une main posée dans la fosse iliaque gauche en se rapprochant du pubis perçoit profondement sous la symphise et dépassant un peu à gauche, le globe utérin qu'elle fait mouvoir et dont le doigt introduit dans le vagin perçoit les oscillations. Un doigt introduit dans le fondement et un autre dans le vagin font mouvoir le col rétrofléchi et la sensation s'en communique au doigt du rectum ; ce doigt remontant plus haut sent fuir le globe utérin en avant et un peu à gauche.

### EXAMEN AU SPÉCULUM DE FERGUSSON

Le spéculum directement introduit, il se présente au champ

de l'instrument une surface rouge, bombée, incurvée en avant sans trace d'orifice ; c'est la partie convexe du col. En tournant le spéculum, le bec tourné directement sous le pubis et pressant fortement en arrière, je fais arriver après divers mouvements de rotation, de droite à gauche et de gauche à droite, la lèvre antérieure dans le champ du spéculum, la lèvre postérieure restant cachée en arrière, en bas. Avec une pression plus forte en haut et d'avant en arrière, tout le museau de tanche se présente directement. La lèvre antérieure proémine d'un centimètre sur la lèvre postérieure ; une érosion considérable envahit les deux lèvres. L'ouverture externe est transversale et se prolonge à droite par un reste de déchirure de la commissure de ce côté. Nombreuses granulations sur la lèvre antérieure, moins sur la postérieure dont la commissure droite est mamelonnée et forme bourrelet.

Le mari qui assiste à tous les examens, à qui j'ai expliqué la rétroflexion, constate lui-même, *de visu*, les désordres du col, apparents au champ du spéculum.

Je propose alors pour la cure radicale mon procédé opératoire, le même employé chez Mme ..., sa cousine.

Mme ..., intimidée, peu énergique, refuse. Je lui fais observer que sa maladie n'est pas mortelle, qu'elle peut arriver à la vieillesse avec cette affection. Je ne veux point la pousser à accepter l'opération. Son mari, au contraire, insiste pour qu'elle se fasse opérer après s'être fait assurer par moi qu'il n'y a aucun danger à courir pour la malade.

La décision du mari commence à ébranler la femme ; j'ai expliqué l'opération à faire, montré les instruments. J'ai assuré que l'appareil est plus effrayant que l'opération n'est douloureuse.

Cette opération est plus facile à pratiquer dans le cabinet du médecin à cause du fauteuil *ad hoc*, des ressources et des appareils qu'il a sous la main ; en raison des aides-femmes habituées à ces opérations. Le mari présent, pas n'est besoin d'un confrère comme aide, ce qui est moins pénible pour la malade. En un mot, après que le mari a obtenu le consentement de sa femme, je propose d'opérer dans mon cabinet, séance tenante. Cette opération nécessitera probablement deux temps, à quelques jours d'intervalle.

Sans désemparer, le spéculum restant en place avec la présentation directe du museau de tanche, et tous les instruments étant chauffés, le mari, à qui j'ai indiqué par numéro chaque instrument, pendant que l'aide-femme les entretient incandescents, me présente un cautère à marteau large qui, dès la première application, détruit l'érosion et les granulations. La chaleur éteinte, le col est ramené dans sa position vicieuse habituelle, la partie antérieure convexe au champ du spéculum, mais de façon que la naissance de la lèvre antérieure apparaisse encore un peu en bas, en arrière et légèrement à droite.

Alors avec divers couteaux courbes je fais trois incisions transverses et deux incisions semi-elliptiques de haut en bas, plus profondes que les transverses et se joignant à leur extrémité pour laisser dans l'intervalle un étroit ovoïde.

Cet ovoïde est ensuite enlevé par escarrification de bas en haut, au moyen de couteaux lancéolaire ou en spatule et à truelle.

Jusque-là, la malade n'a pas ressenti de souffrance notable ; elle n'a pas poussé une plainte. Les incisions et excisions ont porté sur toute l'étendue de la partie antérieure du col, de haut en bas, plus profondément conduites à la partie moyenne, la plus saillante par l'incurvation.

Je termine cette partie du manuel opératoire en faisant revenir directement en avant le museau de tanche dont la lèvre antérieure reste proéminente, et avec un couteau semi-lunaire, à tranchant oblique postérieur, j'emporte un lambeau ungual dont le sommet est à la réunion inférieure des sections longitudinales semi-lunaires, et avec un petit marteau au rouge-brun, je cautérise la surface saignante.

Après extinction de la chaleur et après abstersion, un tampon de linge imbibé d'huile d'olive est laissé en contact avec les parties brûlées. La malade ne devra le retirer que quatre heures après.

Mme ... a pris pied à terre au grand hôtel. Après quelques instants de repos, elle rentre à l'hôtel où repos absolu au lit lui est prescrit, pendant trois jours. La deuxième séance est remise à huitaine, et d'elle-même, la malade demande à venir la subir dans mon cabinet. Glace sur le bas-ventre, nuit et jour, pendant quarante huit heures, injections de lavage à l'eau de son trois fois par jour, sirop de gentiane et huile de foie de morue par parties égales, deux cuillerées par jour ; phosphate de fer de Leras (solution), une cuillerée à dessert dans une tasse de tisane de fleurs de pensées sauvages, une heure avant le déjeûner et le dîner, tels sont, avec le régime bien réglé, le traitement interne et les soins locaux prescrits. Huit couteaux incandescents ont été employés. Dix grammes d'huile de ricin tous les matins doivent triompher de la constipation.

Huit jours après, la malade et son mari reviennent pour la seconde séance, séance où il s'agit de compléter ce qui aurait pu échapper à la première. C'est encore le mari qui me présente les instruments et donne du courage à sa femme.

Dans cette séance, une cautérisation profonde est faite sur la déchirure de la commissure droite et en dedans pour qu'à la chute des eschares la réunion puisse s'opérer. Je produis avec le couteau-truelle une nouvelle eschare sur la section éllipsoïde du col, pour la rendre plus profonde; puis avec le cautère olivaire, je brûle l'ouverture cervicale jusqu'à une profondeur d'un centimètre et demi, et avec une tige en roseau de toute petite dimension, je vais détruire dans toute l'étendue du canal les granulations et raviver les surfaces entachées de phlegmasie chronique. Cette fois les douleurs ont été plus vives et se sont fait ressentir dans tout le petit bassin : même pansement que la première fois. La malade reconduite à l'hôtel se met au lit et conserve de la glace sur le bas-ventre, pendant quarante-huit heures. Le cinquième jour, elle retourne avec son mari dans son pays pour revenir quinze jours après se soumettre aux pansements réguliers, après la chute des eschares. Depuis la première séance, la malade a pris suivant mes conseils, une cuillerée à café d'huile de ricin tous les matins; elle évacue assez librement.

Mme ... revient le 3 juin, avec sa mère cette fois, et s'installe dans la maison de Mme Cayla, rue Notre-Dame-des-Champs, dans le même appartement occupé par sa cousine Mme ..., opérée quatorze mois avant. Elle n'a éprouvé ni douleur, ni accident; la première menstruation a été aussi abondante que précédemment, ainsi que je l'en avais prévenue, mais elle a éprouvé à peine quelques petites douleurs de reins la veille de son époque. L'appétit est revenu et les fonctions digestives s'exécutent bien; la marche est facile et les palpitations sont rares; plus d'essoufflement à l'ascension. Les troubles nerveux sont amendés; avec l'espoir, la gaieté est revenue.

Le 8 juin, je commence les pansements quotidiens jusqu'à guérison complète.

L'examen au spéculum nous laisse voir toutes les plaies produites par la chute des eschares, elles sont rouges et bourgeonnantes, une sœur de charité, attachée à la malade et la mère de celle-ci, peuvent se rendre un compte exact des plaies et de ce qui va s'en suivre.

Le pansement consiste à faire une injection de lavage avec de l'eau de son dans laquelle je mets, pour un quart de litre, une cuillerée à café de la mixture suivante :

| | | |
|---|---|---|
| Alcoolature de quinquina. . . . | 30 | grammes. |
| Alcoolature d'arnica. . . . . . | 10 | — |
| Alcoolature de myrrhe. . . . . | 30 | — |

Mêlez ensemble.

Après l'injection de lavage, des tampons de charpie imbibés dans un mélange par parties égales de cette mixture avec l'eau de son, sont successivement appliqués au moyen de longues pinces sur les diverses plaies de façon à les déterger, puis tout est bien abstergé avec des bourdonnets de charpie sèche.

Dès le 20 juin, Mme ... commence à se promener à pied, plusieurs heures par jour.

Le 1er juillet, elle peut aller faire quelques courses en voiture sans éprouver le moindre inconvénient.

Le 10 juillet, la cicatrisation est achevée. Dans la position debout, je constate la direction perpendiculaire du col. Dans le décubitus dorsal, la direction ne change pas ; le globe utérin occupe sa place sans la moindre déviation à gauche. Mme ... a subi la seconde menstruation sans douleur préalable, sans incommodité. Le sang a coulé trois jours et s'est arrêté le quatrième; la quantité de sang perdue a été deux fois moindre que dans les précédentes époques ; les douleurs inguinales ont depuis plus de vingt jours complétement disparu, ainsi que la douleur dans la fosse illiaque gauche.

A l'examen au spéculum, le col s'engage directement dans l'instrument, et nous pouvons constater, la sœur garde-malade et moi, qu'il est réduit à un petit volume, que les deux lèvres sont à peu près égales et que l'orifice autrefois très-étendu tranversalement est aujourd'hui finement en arc de cercle, l'ouverture externe n'ayant pas plus de la moitié d'un petit pois; toutes les surfaces sont roses et lisses, pas le moindre suintement.

La guérison est radicale.

## J. — PREUVES DE L'IMPUISSANCE DES MOYENS JUSQU'ALORS EMPLOYÉS POUR GUÉRIR LES DÉVIATIONS

Pour démontrer une fois de plus, et sans réplique, l'impuissance de tous les moyens et procédés employés jusqu'à ce jour pour le redressement des déviations et inflexions de l'utérus dont se sont occupés tant d'hommes spéciaux, il me suffira de reproduire quelques passages d'une leçon faite par le professeur d'accouchement Pajot, devant son auditoire de la Faculté de médecine, et insérée dans le *Bulletin général de thérapeutique* du 30 novembre dernier. Je dois transcrire littéralement ces quelques passages :

« Tout a été dit, tout a été écrit, dit le professeur, sur les déviations utérines ; tout a été tenté contre elles au point de vue pathologique. Les méthodes de traitement ont eu tour à tour leurs vogues.

« On a prétendu les guérir avec des pessaires il y a 40 ans. Rien qu'à énumérer les gimblettes, les bilboquets, les huit de chiffres, les machines indiennes et autres, on remplirait une bonne page de ces panacées disparues.

« Puis sont venus plus récemment les redresseurs. Admis aux honneurs académiques comme les précédents, attaqués, défendus tour à tour avec une certaine passion, ils ont rendu droits, dit-on, certains utérus rebelles, mais ayant eu le malheur de tuer quelques femmes, sous prétexte de redressement, ils sont allés rejoindre les pessaires dans un néant dont ils n'auraient jamais dû sortir. »

Cette phrase humoristique du professeur s'adresse carrément au système de redressement imaginé par Simpson, perfectionné par Valleix et dont l'Académie s'occupa si bruyamment à l'époque.

M. Pajot ajoute : « Il nous est resté l'hystéromètre, un instrument utile quelquefois et nuisible très-souvent. » Cette opinion est exactement celle que j'ai émise sur le même sujet dans le cours de ce travail.

Puis il continue : « Les sachets, les éponges et les machines à air ont eu aussi encore leurs partisans et encore, à l'heure présente, le charlatanisme exploite, non sans quelques succès, l'ignorance absolue des femmes sur les mystères du museau de tanche, dans ses rapports avec les culs-de-sac. Les déviations utérines (même les fibromes et les cancers) sont guéris au moyen des sachets par quelques industriels. »

« Enfin est venu l'accollement du col aux parois vaginales par la cautérisation, moyen plus sûr, mais dont les inconvénients et les dangers sont loin d'être compensés par des avantages équivalents. »

Ce dernier paragraphe est relatif aux tentatives d'Amussat père évidemment, et, quand M. Pajot l'appelle moyen plus sûr, il en parle, certainement avec des idées théoriques, car pratiquement cet accollement est à peu près tout bonnement impossible, et j'en ai déjà donné les raisons ailleurs.

D'après les idées du professeur dont je viens de citer textuellement les paroles, les déviations et inflexions de l'utérus seraient absolument incurables par les moyens de l'art. Cette affirmation me plaît d'autant plus que c'est à la même opinion que s'étaient arrêtés ses devanciers, ainsi que je l'ai démontré dès le début de ce travail ; et du reste, comme complément de sa pensée à cet égard, M. Pajot termine par cette exclamation « De sorte qu'encore aujourd'hui il faut revenir à l'opinion de Velpeau : les déviations utérines ne tuent pas, mais on ne les guérit pas. » On les guérit, peut-on répondre au professeur Pajot, et on les guérit sans faire courir aucun danger sérieux aux malades, ainsi que je l'ai démontré par toutes les données anatomiques, physiologiques et pathologiques, ainsi que je le prouve par les faits nombreux que je publie.

Après cet énoncé très-exact et dont le jugement, à l'égard des procédés employés jusqu'à ce jour, est parfaitement semblable à celui que j'ai formulé moi-même dans le cours de ce travail, le professeur Pajot aborde les déviations utérines sous un autre point de vue, celui de la conception ou fécondation.

S'il est vrai, dit-il, que chez des femmes qui ne présentent d'ailleurs aucune autre cause apparente, la déviation utérine ait paru souvent expliquer la stérilité, il n'en est pas moins vrai que, sans pessaire, sans redresseur, sans éponge ni sachet, il y a possibilité de fécondation. Les déviations, les inflexions extrêmes, les fausses routes vaginales qu'il signale ne sont pas, dit-il, des obstacles absolus à la fécondation, si d'ailleurs la femme est bien réglée, bien portante et sans lésion autre de l'utérus. Cette proposition est exactement vraie, mais l'obstacle relatif n'en existe pas moins, et il faut faire au mari et à la femme, à chacun en particulier, une leçon de position à prendre pour tâcher d'arriver à la fécondation.

Rien de plus juste, et les bons praticiens doués de connaissances solides n'ont jamais ignoré l'extricabilité de tous ces mystères que M. Pajot signale avec son humour ordinaire.

Pour ce professeur, le meilleur moyen de redressement est la grossesse, mais il faut que la femme puisse être fécondée; en effet, d'après son observation personnelle l'antéversion ou rétroversion, comme les inflexions, disparaissent après les couches. Seulement, car il y a encore un seulement, si on examine, dit-il, la même femme un an après l'accouchement on retrouve la même direction vicieuse de l'utérus. Cette fois, M. Pajot, nous paraît un peu trop absolu, et nous croyons que si la gestation et la parturition ont remédié complétement à la déviation, cette déviation ne doit pas se reproduire à moins d'être déterminée par les mêmes causes qui ont déterminé une première fois l'accident; et cependant, ce que dit M. Pajot est exactement conforme à l'observation, c'est-à-dire que, si on examine la femme peu après ses couches on trouve l'utérus à peu près dans sa position normale.

Nous pensons que quand la déviation se reproduit, c'est que la grossesse, tout en remettant l'utérus en place, n'a pas eu la puissance de faire disparaître dans les parties habituellement engorgées, hypertrophiées de l'utérus, les lacunes lymphatiques, le tissu conjonctif hypertrophié entre les lacunes, et qui, par suite de l'état phlegmasique, altère les fibres musculaires striées, dont la structure peut rester intacte, mais qui sont dissociées, et peuvent ne plus constituer de véritables faisceaux musculaires, tellement ils peuvent être écartés les uns des autres et brisés. Dans un tel état, les tissus conservant à la portion excurvée une bien moins grande force de contraction, comme je l'ai dit ailleurs, tandis que la partie opposée, au contraire, conserve sa contractilité normale, il peut se faire qu'une grossesse et la couche, semblent faire disparaître la déviation; mais elle revient bientôt rien que par le fait des altérations que je signale.

## K. — MOTIFS POUR OPÉRER

Donc, si une grossesse peut remédier à une déviation, à une flexion, ce ne peut être que pour celles où il n'y a encore eu aucune altération ou modification de tissus. Telles sont celles qui résultent d'un effort, d'une violence extérieure, d'une fausse route vaginale, et ce sont de toutes, à beaucoup près, les moins fréquentes. Elle ne peut rien, au contraire, dans celles où par suite de phlegmasie subaiguë ou chronique, les tissus ont subi une altération de structure. Nous ne serions même pas étonné que, dans ces cas, la grossesse n'aggravât les accidents, ne déterminât de ces rétroversions énormes que l'on rencontre parfois durant la gestation.

Donc, toute déviation et flexion extrêmes de l'utérus, qui entraînent, outre une impossibilité relative de fécondation, des altérations locales et générales, qui dégradent la santé des femmes, les rendent impuissantes aux exercices de leur position, et, par suite, empoisonnent leur existence, doivent, quoiqu'elles ne causent jamais la mort, suivant le droit jugement de Velpeau, être combattues et guéries par le procédé le plus rationnel, le plus probant d'après les faits ; si, surtout, ce traitement ne peut susciter aucun accident compromettant.

Que la stérilité, dans quelques cas de déviation, puisse dépendre du mari, ainsi que le professeur Pajot en a rencontré une série, peut-être exceptionnelle, c'est incontestable et depuis longtemps connu. Mais il peut arriver et il arrive, à coup sûr, qu'avec un mari jouissant de toutes les facultés fécondantes, et une femme à ovulation irréprochable, il peut arriver, dis-je, que malgré toutes les leçons le plus finement et sensément données, la fécondation ne puisse avoir lieu. Et pour ne citer qu'un cas, prenons une rétroflexion extrême où non-seulement le col est recourbé en bec de cornue, mais encore où la lèvre antérieure hypertrophiée, saillante dans l'orifice externe et très-volumineuse à sa surface externe, offre des tubercules mamelonnés complétant l'obstruction de l'orifice externe du museau de tanche, si surtout le col dépasse en haut le niveau du globe utérin abaissé, n'y a-t-il pas cent à parier contre un que la fécondation n'aura pas lieu ?

Je me résume, et je dis que toute déviation et flexion extrêmes étant par leur persistance une source irrémédiable de désordres pour la santé des femmes ; que celles qui en sont atteintes ont une existence empoisonnée par toutes sortes de motifs, le premier devoir du médecin est de chercher à les guérir.

J'ai, comme M. Pajot, démontré que tout ce qu'on a fait jusqu'ici dans ce sens a été inutile, quelquefois dangereux. J'ai donné toute l'étendue possible à la démonstration et à l'explication de mon procédé opératoire que, j'en suis sûr, tous les lecteurs auront parfaitement compris. J'expose maintenant les faits qui dépassent le chiffre de soixante. Sans contredit, je n'ai pas toujours pleinenment réussi dans tous les cas, et cela par suite d'adhérences, de brides anciennes maintenant invinciblement le globe utérin dévié. Mais dans ces cas même j'ai obtenu une amélioration qui a complétement changé l'état des malades. Dans le plus grand nombre, j'ai toujours réussi. Dans un seul, j'ai eu un accident que j'ai hâte de signaler, accident auquel j'ai paré, et c'est pour que chacun puisse y parer aisément aussi que j'en donne de suite la relation sommaire.

V° Observation. — Le 15 novembre dernier, j'opérai d'une antéversion avec épaississement considérable de la partie antérieure du corps et du col de l'utérus avec volumineuses granulations mamelonnées du museau de tanche, Mme G..., 234, rue de Rivoli, âgée de 30 ans.

Cette dame a un embonpoint considérable, elle a eu trois enfants et sa dernière grossesse remonte à cinq ans. Dans le cours de l'opération, à propos de l'incision transversale moyenne, le couteau rougi à blanc porta profondément et sur toute la surface antérieure du col. Une petite hémorrhagie s'en suivit que je réprimai immédiatement par l'application de deux couteaux au rouge brun, puis l'opération fut achevée. Dans les premières quarante-huit heures, la malade qui avait sur le bas-ventre des sachets pleins de glace, n'éprouva aucune douleur ni aucun trouble. Seulement, elle perdait un peu de sang et les matières qui sortaient à la suite des injections présentaient une grande fétidité à la fin du deuxième jour. Il n'y avait eu jusque-là ni fièvre, ni trouble d'aucune sorte, et la malade avait mangé avec bon appétit. Dans la nuit du 17 au 18, elle avait eu un léger frisson suivi d'une fièvre assez intense qui avait disparu à 9 heures du matin, au moment de ma visite. La langue était saburrale et il était survenu de l'inappétence. Il s'écoulait toujours un peu de sang avec les liquides fétides : tartre stibié, 0,15, eau distillée, 120 ; une cuillerée de demi-heure en demi heure jusqu'à vomissement ou trois garde-robes. Sulfate de quinine à 0,30 et 0,30 pour le lende-

8

main matin ; injections à l'eau de son avec chlorure d'oxide de sodium.

Le 19 au matin, je reçois une lettre dans laquelle on me dit que Mme G... a eu dans la nuit un frisson de deux heures de durée et que la fièvre chaude persiste violente.

Le léger écoulement de sang me fait croire que des vaisseaux sont restés béants et que ce second frisson n'est que l'indice d'une septicémie commençante et due à la reprise des liquides infects par les vaisseaux restés ouverts, malgré les injections désinfectantes répétées. J'emporte avec moi trois couteaux de diverses formes pour cautériser, s'il y a lieu, les surfaces saignantes. A mon arrivée, après avoir constaté 39, 3/10 au thermomètre, 120 pulsations à la radiale, j'introduis immédiatement le spéculum. Après deux demi rotations en sens contraire de l'instrument, je finis par découvrir sur l'extrémité droite de l'incision transversale, moyenne, une portion de trois à quatre millimètres de cette incision qui avait échappé à l'escarrification par les couteaux au rouge brun. C'était évidemment le point de départ de l'absorption des liquides septiques. Mes trois couteaux étant portés au rouge brun, j'éteins immédiatement l'hémorrhagie en faisant la cautérisation des surfaces.

Je prescris 0,50 de sulfate de quinine pour l'après-midi et autant pour deux heures du matin ; les injections seront continuées ; il n'y absolument aucune douleur dans le bas-ventre depuis l'opération, la glace est continuée.

Le 20, la fièvre ne s'est pas reproduite ; 20 gr. d'huile de ricin.

Le 21, la malade va très-bien, le pouls est à 72, le thermomètre à 37, 4/10, l'appétit est revenu. Depuis ce moment, Mme G... va toujours très-bien, peut aujourd'hui s'occuper de son magasin où elle reste au comptoir. Tout se passe régulièrement et j'aurai à donner plus tard le résultat ultime de son opération dont les suites suivent actuellement les phases habituelles. Voilà le premier accident qui a surgi à travers les nombreuses opérations que j'ai pratiquées. Cet accident a été dû : 1° à ce que des vaisseaux sanguins sont restés ouverts dans un recoin d'incision ; 2° à ce que les liquides d'élimination ont acquis une grande fétidité en raison du séjour dans le vagin, et cela à cause de la constitution de la malade, et malgré les injections de lavage. L'absorption de ces liquides a été cause d'un commencement de septicémie dont les signes ne nous ont pas échappé, et on voit que nous avons paré à cet accident en supprimant la source de résorption septique et en combattant par le tartre stibié et le sulfate de quinine ce commencement d'empoisonnement.

C'est cette méthode de traitement qui nous a toujours le mieux réussi dans le traitement des accidents septicémiques, en tout autre circonstance. En effet, supprimer, si c'est possible, la fétidité sur place, supprimer les voies directes du transport des liquides septiques dans la circulation, puis combattre par les évacuants et le sulfate de quinine à haute dose l'intoxication commencée, est de la dernière logique. Sans plaie ouverte, sans orifices béants de vaisseaux sanguins ou lymphatiques, la septicémie est à peu près impossible dans ces régions. La première et principale condition est donc, dans cette opération, de ne laisser aucun vaisseau ouvert et d'obtenir partout l'escarrification des surfaces divisées.

C'est, comme je l'ai expliqué déjà, la raison dominante qui m'a fait rejeter pour toutes ces opérations les instruments tranchants ordinaires à froid, et la galvano-caustique qui, outre son application à peu près impossible dans ces cas, n'offre pas du tout la même facilité que les fers rouges pour arrêter une hémorrhagie, quand il s'en produit et pour obtenir une eschare convenable.

Mme C... est complétement guérie depuis le 15 janvier 1875. Le 18 février, je me suis assuré de nouveau de sa cure radicale.

VIe Observation. — RÉTROVERSION DE TROIS ANS DE DATE ; ABSENCE DE GROSSESSE PENDANT TOUT CE TEMPS ; GUÉRISON ; GROSSESSE ULTÉRIEURE.

Madame W....., marchande de nouveautés à Reims, 28 ans, israélite, mère de deux enfants. Dans sa dernière couche qui date de trois ans, accouchement laborieux terminé au forceps; suites de couches pénibles et longues, marquées par quelques accidents mal définis, qui tiennent la malade au lit pendant deux mois.

A partir de ce moment, la santé reste chancelante. Les occupations de cette dame la forcent à rester debout presque toute la journée. Elle en éprouve une énorme fatigue et ne peut suffire à ses affaires ; elle est obligée de s'aliter souvent trois ou quatre jours. La marche n'est pas supportable ; douleurs inguinales et aux reins; appétit irrégulier, généralement perverti, les digestions se font mal. Il y a barre à la base de l'estomac, et oppression après chaque repas. Il y a constipation opiniâtre. Durant les époques qui sont douloureuses au début, elle reste au lit. L'écoulement sanguin est plutôt augmenté, et les époques varient, tantôt de trois à quatre jours en avance, tantôt de trois ou quatre jours en retard.

Madame W..... a reçu constamment des soins de divers médecins et même d'une sage femme qui voulait la guérir de l'inversion utérine qu'elle avait constatée.

Madame W... se présente à moi dans le courant de mai 1868; c'est une de ses parentes de Paris qui me l'a adressée. Elle est démoralisée, inquiète de sa position. Elle est devenue irascible, nerveuse, ne supportant rien et éprouvant du dégoût pour la vie. Elle est obèse, lymphatique, sanguine. Elle a constamment une pesanteur sur le rectum qui la gêne et lui donne des envies fréquentes d'aller à la garde-robe sans pouvoir y satisfaire autrement qu'à la suite de purgations ou lavements répétés.

Par exploration directe en tous sens, je constate une rétroversion. Par l'indicateur introduit dans le rectum, tandis que l'autre placé dans le vagin perçoit les mouvemnts, j'imprime au globe utérin des déplacements qui semblent témoigner de l'absence d'adhérences. Le globe de l'utérus paraît augmenté de volume ainsi que le col dirigé en avant sur la symphise pubienne, et un peu infléchi. C'est la partie postérieure du globe et du col qui paraît surtout épaissie; la partie antérieure du col esl plus souple et un peu déprimée. A l'exploration, au spéculum, on confirme les données précédentes et on perçoit sur le museau de tanche dont la lèvre postérieure est plus volumineuse, épaissie, faisant relief dans l'ouverture, une large érosion qui embrasse les deux lèvres, avec granulations miliaires sur la lèvre antérieure.

L'opération est acceptée par madame W..... Ses occupations exigent sa présence à Reims; il faut qu'elle reparte dans six à huit jours au plus tard.

Séance tenante, je pratique l'opération dans mon cabinet. Deux incisions transverses sur la face postérieure du col dans la partie excurvée et épaissie, puis deux incisions semi-elliptiques longitudinales, allant de la partie supérieure du col au sommet, abrasion des tissus dans l'épaisseur d'un demi-centimètre entre les deux incisions elliptiques ; telle est la première partie. Section unguale d'une partie de la lèvre postérieure du museau de tanche à sa face externe, profonde cautérisation sur sa face antérieure interne avec un cautère à olive et enfin application répétée du marteau sur l'érosion, complètent le deuxième temps.

Repos au lit pendant quarante-huit heures avec sachets de glace sur le bas-ventre.

La malade n'a presque pas éprouvé de douleur et le troisième jour elle peut se lever et revenir me voir.

Elle doit repartir pour Reims dans deux jours. Voici les prescriptions : phosphate de fer de Leras (solution), deux fois par jour, une cuillerée à dessert dans une demie-tasse d'infusion de fleurs de pensée sauvage. Régime bien coordonné tant sous le rapport de la quantité que de la qualité des aliments. Eau de Soulzmat au repas. Pepsine Boudault à chaque repas.

Traitement local : pendant vingt jours, injections matin et soir à l'eau de son ; puis pendant trente jours, injections avec la même eau additionnée d'une cuillerée à dessert, par injection, de la mixture suivante : alcoolàture de myrrhe, 30 ; alcoolature de quinquina, 30 ; alcoolature d'arnica, 20. La manière de pratiquer les injections est indiquée avec précision.

Le 17 septembre, madame W..... vient me revoir et me remercier ; elle se trouve très-bien et je puis constater la disparition complète de la rétroversion. Le globe utérin et le col sont revenus à leur situation normale.

Trois mois plus tard, cette dame devenait enceinte et conduisait à bonnes fins cette grossesse. Je l'ai revue plusieurs fois depuis, et la guérison, malgré cette troisième couche, ne s'est point démentie.

Voilà une dame qui, atteinte de rétroversion, reste trois ans sans devenir enceinte à nouveau. Une fois guérie par l'opération que je lui ai pratiquée, elle est fécondée au bout de trois mois. Je ne prétends pas qu'elle était, durant la rétroversion, absolument incapable d'être fécondée, je constate seulement le fait. Rien, absolument rien ne la portait à s'abstenir d'avoir des enfants ; au contraire elle souhaitait ardemment en avoir encore, espérant pouvoir guérir par une troisième grossesse, ainsi que le lui avaient dit son médecin et la sage-femme. La conclusion rigoureuse à tirer, c'est que l'opération l'a mise dans une situation pleinement convenable pour la fécondation.

Pareil fait a été observé par moi chez six autres malades et l'observation de la fermière, relatée ci-dessous, en est un mémorable exemple. Ici il y avait eu deux avortements. C'est à la suite du second que sont survenus les accidents qui ont entraîné la rétroversion. Ce qu'il y a de plus saillant dans ce fait, c'est que la troisième grossesse a été menée à bonnes fins et cela par la raison bien simple que l'utérus avait été guéri, non-seulement de la rétroversion, mais de la phlegmasie chronique qui persistait. Ce sont là des preuves irréfutables.

Ces six cas prouvent qu'après la guérison de la déviation ou de l'inflexion, la fécondation a lieu, tandis que pour des motifs faciles à concevoir, elle n'avait pu s'exécuter avant.

VIIe OBSERVATION.—RETROVERSION AVEC ANTÉFLEXION DU COL APRÈS DEUX AVORTEMENTS; GUÉRISON; ACCCOUCHEMENT A TERME.

Mme C..., fermière aux environs de Reims, m'est adressée en août 1868, par Mme W.. (de Reims), dont l'observation précède. Mme C... à 32 ans, elle a été mariée à 25; elle était alors d'une vigoureuse constitution. Avortement au troisieme mois de sa première grossesse, à 26 ans; elle se rétablit péniblement et sa santé n'était pas encore complétement revenue quand, sept mois après l'avortement, elle devint enceinte pour la deuxième fois. Au troisième mois, nouvel avortement, puis hémorrhagies, à diverses reprises, pendant deux mois. A partir de ces derniers accidents, Mme C..., est restée dans un état de santé pitoyable : amaigrissement, douleur dans le fondement presque continuelle, faiblesse des membres inférieurs qui l'empêche de marcher et de vaquer à ses occupations; douleurs dans les aines quand elle marche un peu, souvent douleurs dans la cage thoracique, tantôt d'un côté, tantôt de l'autre, quelquefois dans les deux en même temps; tristesse profonde, découragement, perte d'appétit, quoique les digestions se fassent assez bien; constipation opiniâtre, pression incessante au périnée, quand elle n'a pas évacué depuis deux jours; règles irrégulières quant aux époques, plus irrégulières encore pour la durée et la quantité de sang qui est toujours très-abondante, si abondante parfois que l'on croit à une hémorrhagie.

Il lui arrive de garder le lit une quinzaine de jours quelquefois, après ses règles, tant elle a souffert et perdu de sang.

La malade a bien remarqué, que quand elle fatiguait un peu quelques jours avant ses époques, les douleurs étaient plus accentuées et la perte de sang plus considérable. Elle a reçu les soins assidus de son médecin qui l'a tenue longtemps au repos, a fait poser des vésicatoires, fait faire des injections, prescrit des bains, etc ; puis d'une sage-femme qui l'a soignée à sa façon et lui a fait porter un pessaire, qui loin de la soulager lui causait gêne et douleur. Elle a changé plusieurs fois de pessaire; en dernier lieu elle en a mis un ovalaire et moins volumineux qu'elle porte encore actuellement sans être notablement soulagée. La sage-femme avait trouvé un abaissement de matrice; le médécin avait constaté une déviation en arrière (rétroversion).

Tel est le narré de la malade quand elle se présente à moi. Je constate à l'examen direct une rétroversion avec antéflexion du col que l'usage du pessaire a dû augmenter.

Le globe utérin est refoulé en arrière sur le rectum, en bas dans l'excavation. Il est volumineux, sensible à la pression, mais il se laisse déplacer facilement par le doigt introduit dans le rectum.

Le col est volumineux aussi, dense à sa partie antérieure convexe. Il est rouge et offre de la chaleur; large érosion de la grandeur d'un sou sur le museau de tanche dont les lèvres, surtout la postérieure, sont épaissies.

La malade ne peut rester que cinq jours à Paris, le temps de subir l'opération et de garder trois à quatre jours de repos absolu après.

Le jour même, je lui pratique l'opération chez sa cousine, rue de Provence; trois incisions transversales sur la convexité du col, deux semi elliptiques longitudinales et abrasion du tissu intermédiaire à ces deux dernières, incision en V sur la face externe de la lèvre postérieure.

Puis cautérisation large avec le marteau sur le museau de tanche; cautère olivaire à l'ouverture externe et cautère cylindrique dans la moitié du canal cervical; telle a été la manœuvre opératoire.

Après quatre jours de repos absolu dans le lit et d'application de glace sur le bas-ventre, Mme C..., retourne chez elle, devant suivre un traitement général et faire des injections de lavage vingt jours et des injections détersives pendant trente jours; elle devra garder un repos relatif.

Quatre mois plus tard, la malade venait me revoir, et je pouvais constater une guérison radicale et le retour complet à la santé.

Un an après, Mme C..., mettait au monde un enfant qu'elle avait amené à terme.

VIIIe OBSERVATION. — ANTÉVERSION, SUITE DE PHLEGMASIE AIGUE, PUIS SUB-AIGUE ; GUÉRISON.

Mme G..., femme d'un sergent de ville, 95, avenue Saint-Ouen, 24 ans, mère de deux enfants.

Première couche régulière au bout d'un an de mariage. Onze mois après, grossesse, puis couche à terme ; se lève le quatrième jour. Perte de sang durant six semaines, tantôt plus, tantôt moins. Ensuite métrorrhagie de quinze jours de durée avec douleurs plus ou moins vives dans les fosses iliaques ; puis leuchorrée abondante pendant un mois avec les mêmes douleurs. Depuis ce temps, elle perd du sang avec des alternatives de plus à moins et garde le lit depuis sa métrorrhagie. Trois médecins l'ont tour à tour soignée, sans pouvoir enrayer ces accidents.

La deuxième couche a eu lieu le 27 janvier dernier.

Le 27 juillet, le mari m'appelle pour voir sa femme qu'il croit perdue. Amaigrissement, face altérée, perte d'appétit, digestions difficiles, parfois vomissements d'aliments. Insomnie, pouls petit concentré, à 100 ; pâleur de la face et bruit de souffle au premier temps. Le ventre est plat, déprimé ; médiocre sensibilité à la fosse iliaque droite à la pression, douleur beaucoup plus vive à gauche. La palpation profonde sur le bas-ventre fait sentir le globe utérin porté à gauche et en arrière du pubis. On le déplace facilement.

Le sang coule encore assez abondamment. Après toutes les explorations directes, et dans diverses positions, puis avec le spéculum, je reconnais une antéversion, oblique de gauche à droite, très-accusée ; une déchirure de la commissure droite du museau de tanche retiré vers le cul-de-sac inférieur droit et l'orifice largement béant. Les parties antérieures du corps et du col sont augmentées de volume.

Je constate là une déviation, suite de phlegmasie bien dessinée qui persiste et qui a donné le change à nos confrères. L'opération décidée et acceptée ne sera pratiquée qu'après cessation des accidents, encore un peu aigus.

En attendant, décubitus sur le dos, bassin relevé; compresses imbibées d'eau froide sur le bas-ventre et sachets pleins de glace par-dessus, à renouveler nuit et jour. Limonade et glace à l'intérieur, bouillon glacé ; injection vaginale à l'eau froide.

Le 10 août, les principaux accidents ayant cessé, la fièvre disparue, l'opération est pratiquée avec l'aide du mari et d'une garde-malade. Les suites en sont ordinaires, sans qu'il survienne le moindre accident. Pendant vingt jours, la malade garde le lit, ayant des sachets de glace sur le ventre, et le globe utérin refoulé sous le pubis au moyen d'une pelotte.

Le 10 octobre, la guérison était radicale. La malade se levait depuis un mois. Elle a pu reprendre ses travaux de mère de famille. Je l'ai revue il y a quinze jours et la guérison est solide.

Voilà un cas où l'on surprend le commencement et où on peut suivre ensuite pas à pas la filière de la maladie, et voir l'antéversion arriver à la suite de la phlegmasie utérine.

IXe OBSERVATION. — ANTEVERSION ANCIENNE, AVEC ENGORGEMENT DU COL ET DU GLOBE DANS LA PARTIE ANTÉRIEURE. — GUÉRISON.

Mme M.., femme d'un employé de gare au chemin de fer de Reims, m'est adressée par M. W..., de la même ville, et dont j'ai relaté précédemment l'observation.

Mme M... m'est présentée le 15 mai 1871 ; elle est mariée en secondes noces. A eu un enfant de son premier mari. Remariée depuis trois ans, elle a aujourd'hui 30 ans; elle n'a pas eu de nouvelle grossesse. Elle est chloro-anémique et présente de grands troubles nerveux jusqu'aux attaques hystériformes. Elle a une dyspepsie accusée. Elle éprouve, depuis sa couche, des douleurs dans les aines, qui augmentent à chaque menstruation. Elle ne peut plus marcher pendant une demi-heure sans être harrassée de fatigue et obligée de se reposer tant les douleurs augmentent. Elle a de très-fréquentes envies d'uriner quand elle marche ou quand elle est levée.

Elle s'essouffle facilement et ne peut monter un escalier un peu élevé. Elle éprouve des douleurs erratiques tantôt aux membres, tantôt à la tête où elles sont plus fréquentes, tantôt dans l'un ou l'autre côté de la poitrine. Ce sont là des névralgies intermittentes. Elle accuse notamment une névralgie lombo-sacrée qui la gêne beaucoup Elle a beaucoup de fleurs blanches, et ses règles sont irrégulières et peu abondantes. Après constatation de l'anteversion, avec engorgement considérable de la partie antérieure du col et du corps de l'utérus qui presse sur la vessie, de granulations sur le museau de tanche, je pratique l'opération séance tenante.

Guérison radicale le 15 juillet.

Revue un an après. A part un reste de chloro-anémie, je constate que la guérison s'est maintenue.

Xe OBSERVATION. — RÉTROVERSION ANCIENNE, AVEC ENGORGEMENT DU COL. — GUÉRISON.

Mme Sch..., jeune femme de 26 ans, de Strasbourg, mariée depuis quatre ans, a eu une fausse couche de trois mois et demi dès la première année de son mariage. Depuis lors, n'a jamais eu de grossesse, quoique de bonne constitution. Depuis l'avortement, santé altérée : état nerveux prédominant, crises hystériques fréquentes, marche pénible, faiblesse des jambes, douleurs de reins fréquentes (névralgie lombo sacrée), douleurs dans les aines; ascension très-difficile, règles irrégulières, précédées de douleurs dans le bas ventre et dans les reins. Leucorrhée abondante. Constatation d'une rétroversion, d'intumescence considérable du col sur sa partie postérieure et sur la lèvre postérieure, avec incurvation ; granulations sur les lèvres du museau de tranche et à l'orifice.

Opération le 16 mai 1870. Guérison radicale le 20 juillet. A mené une couche à terme depuis sa guérison.

XIe OBSERVATION. — ANTÉVERSION ANCIENNE, AVEC FLEXION EXTRÊME DU COL ET ADHÉRENCES SOLIDES DU GLOBE UTÉRIN. OPÉRATION. — DEMI-SUCCÈS.

Mme D..., bouchère, 29 ans, robuste, mariée depuis sept ans. Deux couches, une naturelle deux ans après; à 25 ans, deuxième couche terminée au forceps. Accidents de pelvimétrite à la suite, et à durée fort longue. Rétablissement après cinq mois.

Mais depuis ce moment, Mme D... supporte mal la fatigue, éprouve des douleurs sourdes dans les aines, est sujette à des fleurs blanches très abondantes et sa menstruation est douloureuse et très-abondante aussi.

Soignée par une sage-femme, puis par un médecin, elle s'est soumise, d'après leurs conseils, à la ceinture hypogastrique à pelotte. Il y a plus de deux ans qu'elle la porte sans éprouver une grande amélioration.

Finalement la leucorrhée est si forte et les douleurs inguinales sont devenues si intenses, qu'elle se croit atteinte de quelque mauvaise maladie et me consulte le 1er février 1873.

Résultat de l'examen : Le globe utérin est dévié en avant et à gauche. Après évacuation de la vessie, toutes les manœuvres ne peuvent ramener le globe à sa place naturelle. Le col dirigé en arrière et un peu à droite est en flexion, recourbé en bec de cornue ; déchirure non cicatrisée à la commissure droite, lèvre antérieure du museau de tanche épaissie, saillante en haut ; lèvre postérieure déprimée, moins volumineuse Epaississement de toute la partie antérieure du col et du globe utérin ; large exulcération embrassant les deux lèvres, granulations framboisées, garnissant tout l'orifice externe et la plaie résultant de déchirure. La leucorrhée tellement abondante qu'elle irrite les parties génitales externes ; le muco-pus est fourni, en partie, par une vaginite. 10 jours de traitement préalable, puis opération le 11.

Cinquante-cinq jours révolus après l'opération, voici ce qui est constaté : toute leucorrhée éteinte ; col revenu à peu près à la direction normale, recouvert partout de son nouvel épithélium; ouverture du museau de tanche régulière, par suite de la cicatrisation de la plaie ancienne. Surface lisse et rosée partout.

Ce qu'il y a de plus saillant, c'est qu'avant l'opération, la plaie de la commissure droite, semblait tenir le col en contact avec la paroi vaginale du cul-de-sac droit postérieur. Aujourd'hui le col est bien saillant et se détache librement dans le vagin. Toutes les douleurs ont disparu Le globe utérin reste irrévocablement en avant et à gauche. La malade peut fatiguer marcher librement. Je lui conseille de porter la ceinture hypogastrique à pelotte mobile. Revue six mois après, j'ai pu constater la continuation de ce demi-succès, et la malade a toujours pu, depuis, exercer sa profe sion qui est, du reste, très-fatiguante. Elle portera toujours sa ceinture.

Comme on le voit, le procédé opératoire n'a pu, dans ce cas, aboutir au redressement de la déviation du globe utérin, maintenu par des adhérences solides dans cette position vicieuse, brides résultant de la pelvi-métrite suite de la deuxième couche, mais elle a corrigé la flexion extrême du col qui constituait, au point de vue des souffrances, le point culminant. Elle a fait disparaître toutes les altérations de tissu résultant de la phlegmasie chronique et les reste de cette phlegmasie qui donnait lieu à la leucorrhée et aux granulations. Enfin elle a fait disparaître la déchirure, régularisé l'ouverture du museau de tanche, en un mot, remis le col en parfait état, et c'est déjà un beau succès dans un cas pareil.

XIIe Observation. — Rétroflexion avec déchirure de la commissure droite. — Guérison.

Mme C..., rue de Lisbonne, 27 ans, bien constituée, a eu une première couche il y a trois ans; elle dut être accouchée, au forceps, d'un enfant mort. Pelvi-métrite avec phlegmon iliaque droit, ouvert dans la cavité vaginale. Rétablissement complet au bout de six mois.

Deux ans après, nouvelle grossesse menée à terme et se terminant naturellement. Après cette deuxième couche, Mme C... se lève au bout de neuf jours et travaille. Pendant dix-huit mois elle va à peuprès bien, néanmoins elle se fatigue vite, et a toujours des fleurs blanches, avec quelques douleurs dans l'aine droite.

Depuis trois mois, amaigrissement, leucorrhée très-abondante, douleurs continues à l'aine droite. Quelquefois sensation de pesanteur au siége; le travail est devenu très-pénible, la faiblesse a progressé.

7 octobre 1873. — Constatation d'une rétroflexion extrême du col et un peu à droite; d'une large érosion au museau de tranche, de granulations tuberculeuses et déchirure de la commissure droite avec plaie. La commissure semble soudée au plancher vaginal. Le globe utérin est à sa place. Il y a épaississement avec induration de la partie antérieure du col et de la lèvre antérieure.

Opération le 8, puis soins consécutifs ordinaires. Sirop d'iodure d'amidon et légère purgation tous les quatre à cinq jours avec l'huile de ricin.

5 décembre. — L'exploration directe fait constater une guérison radicale, la cicatrisation de la plaie, avec réformation de la commissure et reconstitution de l'orifice du museau de tanche.

XIIIe OBSERVATION. — RÉTROFLEXION AVEC DÉCHIRURE DE LA COMMISSURE DROITE DU MUSEAU DE TANCHE. — GUERISON.

Mme Lev..., 12, rue de la Victoire, 20 ans, bonne constitution, mariée depuis 6 ans, mère de trois enfants. La dernière couche remonte à quatre mois. Depuis cette couche elle a toujours eu des accidents et sa santé ne s'est pas rétablie.

De temps en temps, crises hépatiques avec douleurs à la barre de l'estomac, contournant tout le côté droit jusqu'à l'épaule, teinte légèrement ictérique et vomissement, constipation existant déjà chez la jeune fille chez qui on observait alors des crises hépatiques moins constatées. Appétit bizarre, généralement diminué. Palpitations, chloro-aménie, perturbation nerveuse avec certaines sensations bizarres et parfois hallucinations. Irascibilité, impatience, peu de repos la nuit. Chaque approche de règles accompagnée de douleurs sacro-lombaires et d'excitation générale. Faiblesse générale ; peu d'aptitude à la marche tant la fatigue est grande après la moindre excursion. Douleurs sourdes habituelles dans le bas-ventre, dans la station debout. Les règles sont très-abondantes depuis la dernière couche et durent de sept à huit jours. Leucorrhée abondante.

A l'examen je constate une rétroflexion accentuée, avec plaie de la commissure droite et granulations sur les deux lèvres du museau de tanche dont l'antérieure est plus volumineuse. Chaleur et sensibilité du col, rougeur accentuée ; c'est-à-dire, une phlegmasie sub-aiguë d'une partie du col. Après avoir laissé passer la crise hépatique, la malade est soumise à l'application de la glace sur le ventre, aux injections émollientes, aux laxatifs, aux bains, pour appaiser l'état phlegmasique, et quinze jours après, le 15 avril 1873, l'opération est pratiquée.

Trois incisions transverses, deux semi elliptiques et abrasion du tissu entre ces dernières; entaille emporte-pièce en bec de flûte sur la lèvre antérieure, constituent le premier temps. Avec un couteau spatule et un cautère olivaire, escarrification de toute la muqueuse occupant les lèvres de la déchirure et de l'ouverture cervicale externe, puis gros cautère à marteau sur les deux lèvres pour détruire les granulations, voilà la deuxième partie Pansement à l'huile, glace sur le ventre quarante huit heures, puis le reste du traitement local comme d'usage.

Aucun accident n'entrave la marche des suites de l'opération. La malade est soumise au traitement préventif de la colique hépatique.

Le 7 juin, après deux mois de l'opération, et après les injections et pansements, la malade est complètement et radicalement guérie. Je la vois fréquemment depuis; il n'est pas survenu la plus petite récidive, et la santé est toujours florissante.

XIVe OBSERVATION. — ANTÉVERSION RECONNUE A PROPOS D'UNE FIÈVRE TYPHOÏDE, AVEC PERTES UTÉRINES, QUI AVAIENT ÉTÉ RAPPORTÉES A UNE ULCÉRATION DU COL. — GUÉRISON.

Femme Bl...; rue Cardinet, Batignolles, 24 ans; bien constituée, pas de maladie antérieure, ayant eu un enfant il y a trois ans et demi, s'est levée le cinquième jour de ses couches, son commerce l'y contraignant.

Cette femme est douée d'une très-grande énergie et brave les douleurs; cependant elle a maigri graduellement et, dans les derniers moments, elle ne pouvait plus supporter les fatigues de son commerce; elle ne pouvait même plus marcher un peu de temps. Règles abondantes et prolongées à chaque époque et douleurs de reins les précédant. Leucorrhée abondante dans les intervalles. Au mois de juin 1874, dothiénentérie. Le cinquième jour, apparition des règles qui avaient cessé dix jours avant; l'abondance de la perte et sa prolongation sont telles, que le médecin, hésitant, appelle un confrère en consultation. Après examen local, celui-ci dénonce une ulcération de la matrice, et propose une opération immédiate qui est refusée. Il attribuait même la fièvre avec tout son cortége à cette ulcération, qui, disait-il, avait un retentissement sur le péritoine. La malade, en effet, accusait des douleurs dans les aines, surtout à gauche, et les fosses iliaques.

Appelé le 30 août 1874, auprès de la malade, il me fut aisé d'établir le diagnostic. L'examen direct me permit de constater une antéversion oblique gauche, avec engorgement du col sur la partie incurvée, exulcération sur le museau de tanche et granulations; la perte de sang était arrêtée La malade en était à son treizième jour de fièvre et tous le signes de la dothinenterie étaient manifestes. La perte de sang était, ainsi que cela arrive dans les fièvres typhoïdes et autres fièvres graves le résultat de la fièvre même et ce qu'à tort on appelle des règles redoublées.

Le traitement de cette affection fut poursuivi et l'opération de redressement remise après la convalescence. Il me fut rapporté par le mari de la malade, que le médecin appelé en consultation et qui considérait l'hémorrhagie et tous les accidents comme étant la conséquence de l'ulcération, avait proposé la cautérisation au fer rouge pour tout traitement.

Le 5 octobre, la femme Bl..., étant tout à faitr établie, je pratique l'opération.

Au cinquante-cinquième jour, guérison radicale. La malade a récupéré ses forces et son embompoint primitif.

Trois mois après, la femme Bl... devenait grosse après être restée quatre ans sans conception.

XV° Observation. — Rétroflexion extrême avec engorgement du col dans sa partie antérieure, exulcération et granulations nombreuses des lèvres. — Déchirure ancienne de la commissure droite. — Guérison.

Il s'agit, dans ce cas, de la sœur d'un de mes excellents et savants confrères. Mme M... est mariée depuis 18 à 20 ans ; elle a eu plusieurs enfants. Sa dernière couche remonte à 14 ans. Depuis cette dernière couche, elle a toujours eu quelques accidents. Il y a cinq ans, elle a eu un avortement au troisième mois. C'est à cette date qu'elle fait remonter l'origine réelle de son mal.

Elle s'est progressivement débilitée, quoique conservant de l'appétit. Elle a toujours eu des douleurs plus ou moins sourdes dans le bas-ventre et dans les reins ; insensiblement elle est arrivée à ne plus pouvoir faire de courses un peu prolongées, chaque course augmentant ces douleurs et la fatiguant outre-mesure. Depuis trois mois surtout, elle est au repos absolu dans son lit et suit des traitements indiqués par des confrères qui n'ont pu ou pas voulu préciser sa maladie. Le phénomène qui l'inquiète le plus c'est une douleur pondérative au siége, qui est soulagée par le repos au lit, qui redouble dans la station debout, et qui empêche la marche d'une manière absolue. Il y a bien quelques irradiations douloureuses aux aines, mais aux yeux de la malade, c'est le poids incommode et douloureux de la région sacro-coxigienne qui constitue tout son mal, car elle ne peut rester assise quelques minutes sur une chaise à cause des douleurs sourdes éprouvées dans tout le siége, du coccyx aux ischions. Elle craint un cancer ou tout autre tumeur de mauvaise nature. Sa vie est pleine d'angoisse ; il lui semble qu'elle est condamnée à passer désormais son existence dans le lit où ses douleurs sont presque nulles.

Elle a peu de fleurs blanches entre ses époques ; la menstruation est assez régulière et depuis qu'elle garde le lit elle s'opère sans douleur, mais elle est toujours abondante et de cinq à huit jours de durée. Mme M... est devenue nerveuse, irritable; elle est amaigrie ; elle éprouve de fréquentes palpitations et parfois des névralgies costo-sternales d'un côté ou de l'autre.

Le mari est fort tourmenté de l'état de sa femme, d'autant que les médecins qui lui ont donné des soins, n'ont jamais pu ou voulu lui dire franchement ce qu'ils pensaient.

M. M..., a lu ma publication dans le *Courrier médical*, il a cru saisir quelque ressemblance entre le mal de sa femme et les détails donnés dans quelques observations. Il a parlé à son beau-frère en lui confiant son dessein de me consulter. Son beau-frère, notre excellent et savant confrère, l'a approuvé, et le 14 novembre 1874, je suis appelé à examiner la malade.

Il m'est facile, à mon premier examen de constater une légère antéversion, avec engorgement considérable du col qui est recourbé en bec de cornue sur le rectum, et dont la commissure droite offre une mince déchirure qui va jusqu'au cul-de sac de ce côté et semble tenir soudée au plancher vaginal cette partie du col ; avec cela une large exulcération embrassant les deux lèvres du museau de tanche dont la postérieure est moins développée que l'antérieure. Après le résultat de cet examen l'opération est proposée et acceptée. Mme M..., conviera son frère, mon excellent collègue, qui, après avoir vérifié l'exactitude du diagnostic, m'assistera dans l'opération fixée à deux jours de là.

Le 17 novembre, mon confrère reconnaît avec moi les lésions mentionnées, la rétroflexion extrême qui cause à sa pauvre sœur les souffrances dont elle se plaint depuis si longtemps, et qui la tient couchée dans son lit depuis trois mois ; il veut bien m'aider dans l'opération. C'est lui-même qui fait chauffer à point les couteaux et me les présente, en vérifiant de temps en temps les diverses incisions faites avec ces instruments rougis. Ce manuel opératoire dure environ quarante minutes. Ce sont les soins à prendre pour éteindre la chaleur après chaque incision, et de temps en temps pour arrêter l'écoulement du sang en appliquant des fers au rouge-brun quand des vaisseaux sont restés béants, qui prolongent le temps de l'opération. La malade pansée comme d'usage est remise ensuite dans son lit, et devra maintenir un boyeau préparé plein de glace sur le bas-ventre, nuit et jour, pendant quarante-huit beures; les injections de lavage à l'eau de son devront être faites trois fois par jour.

Mme M..., vue par son frère et suivie par moi, n'a pas éprouvé le moindre petit accident par suite de l'opération. Le vingtième jour elle pouvait se lever, marcher et supporter les fatigues d'un déménagement ; le trentième jour elle ne ressentait plus qu'une gêne à la région sacro coxigienne dans la position assise, mais elle pouvait marcher sans éprouver la plus légère souffrance.

Enfin au soixante-sixième jour, nous pouvions constater avec mon confrère, le redressement du col, sa réduction à l'état normal sous le rapport du volume, de la conformation et de la cicatrisation de l'ancienne déchirure, cicatrisation qui a permis à l'orifice de revenir à son diamètre naturel. Un nouvel épithélium lui donne cette apparence rosée qu'a le col à l'état normal excepté sur le point enlevé comme par emporte-pièce sur la lèvre antérieure qui n'est pas encore recouvert; et qui le sera dans une dizaine de jour au plus. La dernière époque n'a duré que trois jours et a été de moyenne intensité. Mme M..., est bien radicalement guérie.

XVI^e Observation. — Antéversion avec déchirure de la commissure droite, de trois ans de date. — Guérison.

M^me H..., rue Halévy, 27 ans, brune, à prédominance bilio-nerveuse, mariée depuis 7 ans, a eu deux enfants venus au monde bien portants.

A la suite de la deuxième couche, il y a quatre ans, accidents puerpéraux suivis d'une longue convalescence (pelvi métrite). Comme je donnais, exceptionnellement alors, des soins à la malade, pour ce dernier état, je pus constater, dès ce moment, une déchirure de la commissure droite du museau de tanche, très-accusée ; et cependant le travail avait été régulier et l'accouchement fait par une sage-femme habile.

Un an après, nouvelle grossesse. Avortement à trois mois, qui laisse la malade dans un état de détérioration dont elle ne peut se relever.

Depuis cet avortement, elle n'a cessé d'avoir des douleurs gênantes, tantôt sourdes, tantôt plus vives, dans les aines et surtout au côté gauche. Dans la marche et la station debout, envies fréquentes d'uriner Les règles étaient prolongées et abondantes, quoique régulières. Amaigrissement, faiblesse générale, marche fatigante à cause de la faiblesse des membres inférieurs. Appétit irrégulier, bizarre, souvent nul, digestions généralement pénibles, parfois assez bonnes. Caractère tout à fait transformé, généralement triste, inquiet. A mesure que les soins qui lui étaient prodigués et par son médecin et par la sage-femme n'aboutissaient à aucun résultat, l'inquiétude augmentait. Névralgies frontales, ou fronto-pariétales fréquentes ; névralgie intercostale gauche, de temps en temps, entre les sixième et septième espaces.

Crises nerveuses très accusées par moments avec sensation de boule à la gorge, palpitations fréquentes, surtout à l'ascension. C'est en se voyant en pareil état que M^me He... se confie aux soins d'un confrère dont personne ne pourrait suspecter la science et l'autorité en pareille matière. Pendant neuf mois consécutifs elle subit la direction éclairée de ses soins. Pour tout remède aux troubles fonctionnels organiques locaux dépendants de la déviation utérine, ce confrère distingué fit placer un pessaire en aluminium, sorte de boucle lozangique arrondie aux quatre angles et recourbée légèrement en S sur son plan horizontal. Un traitement général et de nombreuses cautérisations au nitrate d'argent (probablement pour la déchirure et la phlegmasie consécutive du col), tels ont été les moyens employés.

La malade éprouva d'abord du soulagement, elle pouvait notamment mieux retenir ses urines, mais aussitôt le pessaire retiré, la miction était fréquente, et finalement, au bout d'un mois qu'elle eût cessé son traitement, elle revint absolument à son état antérieur. Elle observe cependant que, même durantl es neuf mois de traitement, comme après, elle n'a jamais eu la possibilité de marcher autrement que pour une promenade d'une demie heure au plus.

Mme He... est avec son mari à la tête d'une maison de commerce. Sur les instances de sa famille et de son mari qui remontent son moral et voudraient la voir guérir à tout prix, elle me fait appeler le 5 octobre 1874. Après avoir écouté le commémoratif que je viens de relater, je constate à l'examen direct une antéversion un peu oblique à gauche avec la déchirure persistante de la commissure droite du museau de tanche que j'avais surprise dans une exploration trois ans avant, pendant qu'exceptionnellement je la soignais pour les accidents puerpéraux.

Il y a engorgement de la partie antérieure du col, de la lèvre antérieure et un peu de la lèvre postérieure, érosion et rougeur sur la surface des deux lèvres avec granulations se prolongeant dans l'ouverture cervicale. La pression est un peu douloureuse dans le fond de la fosse iliaque gauche où on sent le globe utérin dépassant la symphyse pubienne.

Je pratique l'opération le 14 octobre et soumets la malade à tous les soins consécutifs. Le traitement général consiste en phosphate de fer de Leras, vin de Seguin, alternant par quinzaine; huile de ricin, à la dose d'une cuillerée à café deux matins de suite, tous les trois jours. Eau de Soultzmatz.

Le 5 nov., la petite fille de Mme H... est atteinte de méningite qui l'enlève en 15 jours. La maladie et la mort de l'enfant qui lui restait, le second étant mort d'une hémorrhagie du cordon deux heures après sa naissance, ont causé de très grandes fatigues et de cruelles émotions à Mme He... Il y a eu des peines morales bien difficiles à surmonter. Les fonctions digestives ont surtout été profondément troublées de nouveau.

Cependant, le 10 janvier la guérison est radicale. Le col reconstitué par la cicatrisation de la déchirure ancienne présente non-seulement la direction normale, mais sa conformation régulière avec ouverture transversale du museau de tanche sur lequel on retrouve à droite une commissure aussi bien conformée qu'à gauche et séparée du cul de sac correspondant par un espace égal à celui de gauche.

Dans cette observation, comme dans plusieurs autres, on trouve une déchirure de l'une des commissures du museau de tanche, et dans ce cas ci il m'a été permis de préciser la date de cet accident.

Ces déchirures, résultat d'un travail peut-être trop rapide dans quelques cas, de contractions trop violentes dans d'autres, et enfin quelquefois de manœuvres obstétricales, guérissent rarement d'elles mêmes, pour ne pas dire jamais, quand elles sont étendues et qu'ellee divisent toute l'épaisseur des tissus.

Je ne serais pas étonné qu'il y eut entre ces déchirures et les déviations utérines ultérieures une relation directe de cause à effet. On comprend que la déchirure d'un côté, si elle persiste, doit par voie de rétraction des tissus dans la partie correspondante au fond de la déchirure, et le défaut de résistance sur les angles, entraîner graduellement de ce côté et en haut vers le cul de sac correspondant, le col de l'utérus. Cet entraînement graduel doit finir par produire une déviation d'abord du col, puis par obéissance successive du globe qui bascule sous l'influence des tractions du col, poussé qu'il est par la masse intestinale, la déviation du globe utérin lui-même, En outre, cette plaie non cicatrisée est un appel continuel à la phlegmasie de la muqueuse de revêtement et de toutes ses conséquences, granulations, érosions, etc., et peut être même à l'extension de cette phlegmasie, sur les tissus plus profonds, pour entraîner leur engorgement inflammatoire.

Donc, dans le traitement et le procédé opératoire du redressement il faut tenir soigneusement compte de ces déchirures.

En portant le fer rouge sur la partie déchirée et sur toute l'ouverture cervicale externe, en brûlant plus soigneusement les lèvres et le fond de la plaie sur la face interne et profondément, il arrive qu'à la chûte des escarres, des bourgeons charnus de bonne nature, surgissent et finissent par souder entre eux les angles de la plaie par suite de travail de suppuration réparateur, comme cela arrive pour des plaies externes, ainsi que le démontrent nos observations où la déchirure a été constatée.

XVII<sup>e</sup> OBSERVATION. — RÉTROFLEXION ANCIENNE EXTRÊME. GUÉRISON.

Mme G..., 2, rue de Calais, 32 ans, mariée depuis 11 ans, sans enfant, a éprouvé de tout temps, depuis son mariage, des douleurs sourdes dans la région sacro-coxigienne, sans être trop gênée cependant dans la marche et le travail domestique. Depuis deux ans seulement elle a maigri ; ses règles sont devenues plus abondantes et plus prolongées, et à chaque époque ses douleurs s'exaspèrent et portent d'arrière en avant. Il y a leucorrhée abondante dans l'intervalle. Depuis deux mois elle garde un repos absolu au lit. Elle ne peut plus faire son ménage ; chaque mouvement retentit douloureusement à la région sacrée d'une part et à la fosse iliaque gauche, d'autre part. Depuis quinze jours il y a métrorrhagie. Le 1er novembre, je constate une sensibilité du globe utérin porté un peu à gauche; une rétroflexion extrême un peu oblique à droite. Chaleur et intumescence de la lèvre antérieure et de toute la partie antérieure du col. L'appétit est nul; constipation de longue date. Je prescris des applications de glace sur le bas-ventre et des injections émollientes froides, l'huile de ricin à 15 grammes tous les quatre jours, la tisane de grande consoude. Le 10, l'écoulement sanguin a cessé, l'appétit est revenu, mais les douleurs persistent toujours, surtout dans la fosse iliaque gauche sur laquelle je fais appliquer un vésicatoire ovale de 3 pouces de diamètre.

Le 15, opération suivant mon procédé.

Le 20 décembre, la malade peut déjà se lever et marcher, sans gêne ni douleur.

17 janvier 1875, la guérison est radicale et la santé générale parfaite.

XVIII<sup>e</sup> OBSERVATION. — ANTÉVERSION ANCIENNE ; AMAIGRISSEMENT CONSIDÉRABLE; TROUBLES NERVEUX DE TOUTES SORTES. — OPÉRATION, GUÉRISON.

Mme Va..., galérie Montpensier, femme de 32 à 34 ans, a eu

un seul enfant, il y a nombre d'années. Son tempérament est bilieux-nerveux ; sa constitution moyenne. Je lui donne des soins depuis une dizaine d'années. Je l'ai toujours connue souffreteuse, fortement impressionable, sujette à toutes sortes de névropathies, qui ont, tour à tour, fortement chagriné son cerveau. Tantôt elle a cru avoir une maladie de la moëlle épinière, parce qu'elle avait une rachialgie prédominente, avec retentissement douloureux à la tête et au cou ; tantôt elle a redouté un cancer à l'estomac parce qu'elle avait une dyspepsie gastralgique. D'autrefois, elle a redouté un cancer des reins, de la vessie, suivant que les névropathies affectaient les parties voisines de ces organes, ou quand il y avait quelques troubles fonctionnels. Il y a une dizaine d'années, elle était sous la crainte d'un cancer utérin, parce qu'avec quelques fleurs blanches, elle éprouvait quelques douleurs dans le fond du vagin. Je me rappelle qu'à ce propos, après l'avoir examinée et reconnu quelques granulations sur le col, siége de phlegmasie chronique, je dus appliquer le cautère actuel dont elle se trouva bien. J'ai souvenance d'avoir, à ce moment, trouvé l'utérus dévié et avoir prescrit un redresseur utérin en caoutchouc, de Garriel, dont la malade se trouva bien et qu'elle cessa de porter bientôt. De tout temps, elle a été, dit-elle, sujette à une constipation fort rebelle, et de fait, son teint bistré et par moment subictérique, quelques douleurs d'estomac, tout cela momentané, m'ont fait supposer un difficile écoulement de la bile dans le duodenum, et à ce sujet, je l'ai, à plusieurs reprises, soumise au traitement préventif de la crise biliaire ou nuance de colique hépatique ; et j'ai eu à me féliciter des résultats obtenus pendant deux ou trois ans. A part quelques troubles nerveux accentués, allant jusqu'aux crises hystériformes, sa santé était passable. Le changement d'air, l'habitation à la campagne, un séjour sur le bord de la mer lui retrempaient un peu la santé, et finalement elle vivait moitié tranquille, moitié tourmentée.

Mais, depuis trois à quatre ans, la santé a été toujours s'affaiblissant et les forces diminuaient considérablement, sans qu'aucun organe important parut spécialement affecté. Au retour des bains de mer de la dernière saison, où elle avait espéré retrouver des forces et de la vie, elle s'est trouvée plus affaiblie, plus amaigrie; la marche lui est devenue tellement difficile, fatigante, qu'elle n'osait plus sortir. Elle avait des palpitations fréquentes, et la crainte de monter un escalier, l'empêchait même d'aller voir ses parents ou ses amis. Elle éprouvait des douleurs dans les aines et dans les deux fosses iliaques, douleurs exaspérées dans la station debout, dans la déambulation et surtout dans l'acte de défécation. La menstruation qui, autrefois, était assez régulière et sans autres troubles que des troubles nerveux où une hémicranie avant où après l'époque, est assez souvent précédée de douleurs dans le bas ventre, dans les reins, et quelquefois suivie d'écoulement de sang abondant et prolongé.

Il y a souvent névralgie sacro-lombaire, névralgie intercostale, plus souvent unilatérale gauche, quelquefois bilatérale. Mais la névralgie la plus fréquente est la névralgie cervico-dorsale ou cervico occipitale. Ces névralgies causent une telle torture, que souvent cette pauvre malade a des hallucinations, et elle croit perdre la tête. Depuis trois semaines, elle est voûtée, repliée sur elle même, ne pouvant se redresser, comme si l'épigastre collait à la colonne vertébrale, et ses jambes tremblottantes ne peuvent la porter. Le repos au lit ou sur une chaise longue, est souvent nécessité par ces névralgies. Il est vrai que Mme Va... a eu des douleurs rhumatismales, et nous aimons à rattacher à cette diathèse, cet état général de névrosisme Il y avait longtemps, bien longtemps que je n'avais eu l'occasion d'explorer l'utérus chez notre malade à qui je donnais des soins assez fréquents, pour tous les troubles énumérés plus haut, quand il y a trois mois, des douleurs assez vives aux approches des règles, dans les aines, les fosses iliaques et au sacrum. et une dyspepsie croissante appelèrent mon attention. La malade perdit beaucoup de sang, eut des crises nerveuses qu'il fallut calmer. Sur ses indications et d'après ses craintes d'un cancer de la matrice, je fus amené à une exploration directe, qui fut d'autant plus complète, que je voulais m'assurer si l'intestin rectum n'était pas lui-même le siége de quelques désordres, où s'il n'y avait pas quelque tumeur intrapelvienne, tant l'amaigrissement était prononcé et la faiblesse grande. Tous les organes furent explorés et la chose était d'autant plus facile, que les parois abdominales, flasques et dépressibles permettaient de tout sentir par la palpation. Aucune grosseur, aucune tumeur ne put être découverte, et l'estomac, lui-même, ne présentait pas la moindre trace d'altération. Mais je pus, en revanche, constater une antéversion extrême et un peu oblique à droite. Je parvenais, avec la palpation iléo-pelvienne et l'indicateur introduit dans le vagin, à préciser la mobilité de l'utérus, l'absence de brides et son redressement, presque facile, à l'aide de ces manipulations. Cette antéversion extrême une fois bien constatée, la malade m'avoua que, quand elle était debout, il lui semblait que le contenu de l'abdomen plongeait en bas comme un sac qui se vide, et que, pour éviter cette sensation pénible, elle portait, depuis quelque temps, une ceinture pour se serrer le ventre.

Après ces données acquises, je me demandai si cette antéversion était bien la cause de tous ces troubles nerveux protéiformes dont la malade souffrait tant, surtout depuis les trois dernières années, où si, sur une organisation pareille, à aptitude nevrosique, cette deviation n'avait fait que progressivement augmenter les accidents. Quoiqu'il en fut, la malade était amaigrie, anémiée, plus nerveuse que jamais; toutes les fonctions étaient ou troublées ou perverties, et les fonctions digestives en mauvais état.

Je laissai entrevoir une tentative d'opération pouvant procurer au moins du soulagement, si non une cure radicale de toutes ces névropathies. La malade et son mari caressaient avec plaisir cette idée, mais l'opération effrayait surtout la pauvre malade. Je n'insistai pas, mais l'idée était lancée, et en présence de tant de souffrances et de désordres, un beau jour, sans que j'en eusse reparlé, sans que j'eusse même mis la moindre insistance, après que j'eus affirmé que l'opération était sans danger, l'opération fut décidée et remise après la prochaine époque qui avait lieu le 18 décembre dernier.

Depuis huit jours les règles avaient cessé, quand le 31 je pratique l'opération. Mme Va... a beaucoup plus souffert des appréhensions durant l'attente, que du manuel opératoire, c'est elle-même qui l'avoue en présence de son mari une fois l'opération terminée. *Le mari* a assisté au manuel opératoire; il a chauffé et présenté lui-même les instruments incandescents.

La dernière menstruation avait été plus abondante encore que les précédentes, et Mme Va..., au moment de subir l'opération, se trouvait dans un état de faiblesse tel, qu'avec la frayeur qui l'avait saisie, elle avait cru qu'elle ne pourrait la supporter jusqu'au bout. Cependant elle résista mieux qu'une personne plus forte et plus vigoureuse. A près les pansements, et application de glace sur le ventre tout se passe bien et les trois premières nuits un sommeil réparateur repose la malade.

Le quatrième jour, elle m'affirme qu'elle va avoir ses règles, ce qu'elle croit reconnaître à quelques douleurs péri et intrapelviennes qui lui sont bien connues. Elle redoute cette nouvelle érnption menstruelle.

En effet, le 5, le sang rppàraît et je puis bien m'assurer pendant les deux premiers jours que ce sont des règles à répétition. Un certain malaise, et beaucoup de frayeur, surtout de la part du mari, sont les seuls inconvénients que je puisse signaler.

Le 10, l'écoulement sanguin a diminué; le 12, il a complètement cessé, et trois jours après, malgré sa profonde faiblesse, la malade se leve un peu tous les jours. Le 25, elle a récupéré promptement l'appétit et a repris quelques forces. Le seul trouble nerveux qu'elle ait noté, c'est une hémicranie droite ayant coïncidé avec la fin des règles, et ayant duré deux jours. Le 30 janvier, elle ne ressent absolument plus de névropathie nulle part, pas même la névralgie sacro-lombaire.

Le 1er févrïer, je puis commencer les pansements tous les deux jours. L'état général s'améliore, tous les jours, les forces reviennent, la station et la marche sont faciles, sans douleurs. La constipation, quoique moins rebelle, cause encore quelques ennuis à la malade. Elle a été soumise, dès avant l'opération, au phosphate de fer de Leras, à l'élixir au coca de Roussy, qui facilite les digestions, à une alimentation convenable, aux laxatifs.

Le 15, la cicatrisation est presque achevée. La menstruation s'est opérée le 7, sans trouble et n'a eu que trois jours de durée. Toutes les nevralgies ont disparu. La malade ne sent plus ce vide dans le ventre, ni les grandes douleurs accompagnant les évacuations.

Le 18, tout va parfaitement. Mme V... a pu fatiguer tout le jour et supporter la fatigue. Ses membres inférieurs ont récupéré des forces. L'incurvation signalée de la colonne vertébrale a complétement disparu ; la malade marche franchement, droite, et avec assurance.

L'utérus est redressé et le col reconstitué avec son épithélium de nouvelle formation. L'ouverture du museau de tanche est régularisée. Le 26 la guérison nous parait radicale, et la transformation qui s'est opérée dans le caractère de la malade,

10

et dansles troubles fonctionnels concorde parfaitement avec le résultat obtenu sur l'utérus en déviation. La cessation de tous les troubles nerveux, est un sur garant que, si la déviation n'en était pas cause directe et unique, elle jouait au moins un rôle capital, comme un appel à ces troubles divers et si multiples.

Rien n'est plus saisissant que cette observation à la quelle j'ai dû donner le plus de détails possibles sous le rapport des troubles des fonctions et de l'innervation. Troubles locaux, troubles dans les principaux organes de la nutrition; troubles de la vie de relation; enfin névropathies de toutes sortes, tout cela disparait dans l'espace de cinquante-six jours, à mesure que l'utérus redressé rentre dans la plénitude de ses fonctions physiologiques. La nutrition qui s'est reconstituée a fait cesser la faiblesse, fait disparaître l'amaigrissement si considérable, les palpitations si fréquentes; en un mot, la malade a été transformée d'une façon absolue, et cette vie si misérable, si torturée autrefois, se présente maintenant à elle sous un jour riant Est-ce assez concluant? Ce n'est pas à dire pour cela, que cette femme si éminemment nerveuse par tempérament, sera désormais garantie de toute atteinte nerveuse Non, mais à coup sur, une pareille trnsformation laisse présager qu'avec l'exercice de corps, une hygiène bien entendue, elle pourra retrouver les douceurs de la vie, qui depuis des années lui étaient étrangéres.

### Obs. XIX. — Rétroversion. — Anémie. — Guérison.

Mme T..., rue Neuve-des-Petits-Champs, actuellement 4 rue du Marché-Saint-Honoré, est une grande jeune femme de 23 ans. Elle est très-maigre; sa constitution est peu forte. Elle nous paraît douée d'un tempérament à prédominance bilieuse.

Mariée à 19 ans, elle a eu un enfant 15 mois après. Ses couches ont été faciles à son dire. Elle s'est levée le septième jour. Comme elle est dans le commerce, elle n'a pas nourri son enfant.

Son retour de couches survenu après cinq semaines, a été caractérisé par une hémorrhagie de quinze jours de durée avec douleurs dans les reins et dans les fosses iliaques. A partir de ce moment elle a eu ses règles deux fois par mois avec une durée de sept à dix jours, en sorte qu'elle ne restait jamais dix jours pleins sans voir le sang apparaître. Pendant deux mois son médecin lui a prescrit des injections émollientes, des cataplasmes de farine de lin sur le bas-ventre, le repos absolu, etc. Elle a été ensuite passer trois mois à la campagne où elle a reçu des soins d'un autre médecin sans trouver d'amélioration. Revenue à Paris, en septembre 1874, rien n'était changé dans sa position. Elle était beaucoup plus affaiblie par les pertes bi-mensuelles de huit à quinze jours de durée, par la perte de l'appétit et les douleurs continuelles dans les reins. Elle ne pouvait plus marcher, pas même se redresser.

Son parti était pris ; elle restait couchée tout le temps qu'elle perdait du sang et se levait ensuite pour se tenir assise ou allongée dans son fauteuil sans pouvoir vaquer à quoique ce fut de son ménage.

Fin septembre, ayant eu connaissance d'une malade que j'avais guérie, Mme L... réclame mes soins, il y a maintenant seize jours qu'elle est dans le sang et qu'elle garde le lit sans se lever un instant. Je constate une rétroversion avec flexion du col recourbé sur la simphyse pubienne et un peu à gauche. Il y a encore des accidents de phlegmasie sub-aiguë, de métrite, dont les hémorrhagies sont une conséquence. Au toucher vaginal, le col paraît chaud et sensible. La pression sur le globe détermine des douleurs dans les reins. Je le fais mouvoir facilement et le déplace avec facilité, mais en causant des douleurs vives à la malade. Dans le court intervalle qui sépare les apparitions du sang il se fait un suintement de muco-pus qui détermine un fort prurit à la vulve.

Cette malade a eu de la fièvre étant à la campagne ; elle est très-constipée. Elle est triste et abattue ; elle ne peut absolument marcher à cause des douleurs que détermine la marche et même la station debout.

Je la soumets pendant un mois au traitement de la phlegmasie sub-aiguë, et le 30 octobre, quand tous les accidents ont disparu, je pratique l'opération pour le redressement de l'utérus.

L'opération est bien supportée, les suites ne sont marquées par aucun accident. Mme L... soumise au phosphate de fer de Leras, au sirop de quinquina et de gentiane par parties égales, à l'infusion de quassia amara, à de légères doses répétées d'huile de ricin, reprend rapidement de l'appétit et des forces. Fin novembre, elle peut déjà s'occuper de ses affaires tout en subissant les pansements locaux tous les deux jours. Fin décembre la guérison est achevée. L'utérus a repris sa position. Il n'y a absolument plus aucune douleur, la marche peut se faire des heures entières sans fatigue, la gaîté est revenue. En un mot, cette malade nous déclare qu'elle se porte aussi bien qu'avant son mariage. Depuis l'opération elle a eu trois fois ses règles; le 7 novembre, elles ont duré encore huit jours pleins, mais sans être précédées de douleurs.

Le 5 décembre, trois jours de durée seulement, et le 2 janvier 1875 deux jours pleins et un jour faible. C'est là menstruation de la jeune fille avant son mariage.

Nous avons eu ici, à coup sûr, une rétroversion résultant de phlegmasie sub-aiguë. On peut suivre les choses pas à pas. Après un accouchement facile, la malade se lève au sixième ou septième jour et travaille. Environ un mois après, retour de couches précédé et suivi de douleurs qui n'ont jamais cessé, tout en variant d'intensité. Les époques bi-mensuelles ne sont pour nous que des hémorrhagies avec intermittences résultant de la phlegmasie utérine, et la rétroversion nous semble avoir été principalement déterminée par cette phlegmasie ayant envahi tous les tissus utérins, ou au moins avoir été augmentée, en supposant qu'elle ait résulté d'abord de l'action de se lever le sixième ou le septième jour des couches.

Si les déviations et les flexions, même extrêmes, ne causent jamais la mort; si elles peuvent être améliorées par les traitements qui tendent à dissiper les phlegmasies chroniques qui les accompagnent ou les ont précédées, elles n'en sont pas moins une gêne constante dans la vie des malades, une source de troubles fonctionnels locaux et généraux, un appel constant à des lésions consécutives et à des désordres sérieux. En outre, il reste absolument démontré qu'elles peuvent être, et sont dans quelques cas, un obstacle invincible à la fécondation.

Il ressort, donc que, si quelques déviations peuvent être supportables, en raison de leur faible degré ou de l'absence de phlegmasie chronique concomittante; que si les mêmes déviations ne sont qu'un obstacle relatif à la fécondation, obstacle dont à force d'adresse on peut venir à bout, et, que pour tous ces motifs, on puisse les abandonner à elles-mêmes, il en est d'autres où l'art doit intervenir activement pour les faire disparaître. Les femmes qui en sont atteintes sont les premières à demander son intervention, tant, à un certain moment, la vie leur est insupportable.

Ces motifs seuls sont suffisants pour exciter et encourager à la recherche des moyens de les guérir tout en ne compromettant sous aucun rapport la vie des malades. Car, quoiqu'une maladie ne tue jamais, tout en laissant les malades dans une situation capable d'empoisonner leur existence, il est certain qu'il en est parmi elles qui préféreraient la mort à cette torture morale et physique à laquelle elles sont vouées au moins jusqu'à l'âge critique où une atrophie utérine peut les débarrasser parfois.

Nous venons de démontrer que notre procédé opératoire auquel nul autre n'avait songé, et que nous avons si minutieusement décrit, est le seul capable, dans les déviations et flexions extrêmes de faire obtenir une guérison complète avec le redressement.

Nous avons également démontré l'innocuité de ce procédé à la condition qu'on obtienne l'eschare partout où le fer coupe; chose bien facile.

Avec ces conditions, nous espérons que les praticiens, pleinement édifiés, ne reculeront pas devant son emploi; et, malgré l'aveu si pénible d'hommes aussi autorisés que Velpeau et M. Pajot, il sera démontré que la science n'avait pas dit son dernier mot à l'égard des déviations utérines regardées comme incurables, parce que tout ce qui avait été fait jusque-là était inutile oudangereux.

### L. — RÉSULTATS ACQUIS PAR NOTRE TRAITEMENT DANS LES ANTÉVERSIONS ET RÉTROVERSIONS ET DANS LES ANTÉFLEXIONS ET RÉTROFLEXIONS EXTRÊMES.

Notre procédé opératoire pour le redressement de l'utérus, qui est basé sur les données anatomiques et physiologiques, n'en est plus aujourd'hui, après ses nombreuses applications, à faire ses preuves. Nous pouvons, après une expérience longue et décisive, formuler à son égard les conclusions suivantes :

1° Toutes les tentatives de redressement des déviations qui depuis près d'un siècle ont été étudiées avec le plus grand soin, sont restées illusoires, inutiles et quelquefois dangereuses, ce qui résulte des documents scientifiques et de l'aveu des hommes les plus compétents, tels que Paul Dubois, Velpeau, Pajot, etc. Nous pouvons désormais triompher de ces affections reconnues incurables, et guérir de pauvres malades vouées à une vie d'ennui et souvent de désespoir, quoique n'étant pas menacées dans leur existence.

2° Notre mode de traitement et le procédé opératoire en particulier qui en forme la base, n'offrent absolument aucun danger, ne présentent même pas le plus petit inconvénient Ces opérations pratiquées par nous jusqu'aujourd'hui permettent de tirer à cet égard un jugement sévère et définitif. Nous n'avons observé, en effet, qu'un seul accident que nous avons signalé à la page 57, dû à ce qu'une portion d'incision laissait des vaisseaux béants qui permettaient la résorption des liquides septiques et d'où s'en était suivi un commencement de septicémie.

Il suffit, en opérant, de produire l'escarrification sur tous les points et de retoucher avec des fers au rouge-brun, avant de retirer le spéculum, tous les points qui peuvent fournir encore quelques gouttes de sang. On a vu, au reste, avec quelle facilité nous avons été maître des accidents en combattant par les évacuants et le sulfate de quinine à haute dose ceux existants déjà, et en fermant la porte à une nouvelle absorption des liquides par l'escarrification des surfaces saignantes. La malade, sujet de cette observation, est aujourd'hui complétement guérie.

3° Notre traitement est général et local, avant comme après l'opération.

Le traitement général s'attache à reconstituer les forces organiques, à combattre les divers troubles nerveux qui sont la conséquence de la lésion locale réagissant au loin sur le système nerveux qui régit les fonctions organiques ; à modifier ce que nous dénommions encore les diathèses, ainsi que les prédominances constitutionnelles, les vices de transmission héréditaire ou d'acquisition qui entachent la constitution. Les médicaments qui contribuent le plus, suivant nous, à atteindre ce but, sont d'après notre expérience, le fer: dans ses préparations le plus assimilables, le plus susceptibles d'être absorbée. , et à ce titre la solution de phosphate de fer de Leras mérite la première place ; les toniques de premier ordre, tels que le quinquina dans ses diverses préparations, sous forme d'extrait associé au vin ou à un sirop, ou même à l'état d'infusion à froid suivant la tolérance de l'estomac des malades ; les amers de toute nature, comme l'infusion de quassia amara, de gentiane, de houblon pour réveiller l'appétit souvent bizarre, diminué quelquefois nul. L'iodure de potassium suivant les cas, l'huile de foie de morue associée par parties égales au sirop anti scorbutique ou au sirop d'écorce d'orange amère concourent au même but, d'après es indications. Pour les troubles nerveux, nous administrons le bromure de potassium à la dose de 2 à 4 grammes par jour. Ce médicament exerce une action sur l'organe central de la circulation en modérant l'action nerveuse. Nous prescrivons aussi la digitale à faible dose qui, ajoutant son action à celle du bromure de potassium, ne tarde pas, à mesure que les forces se relèvent, à modérer et à faire disparaître complétement ces palpitations nerveuses dont sont affectées la plupart des malades par suite de la prolongation des déviations et de leurs conséquences, et les eaux de Vals, de Soultzmatz, de Pougues pour faciliter la digestion stomacale. Le régime bien réglé entre pour une bonne part dans le traitement général, ainsi qu'un peu d'exercice quotidien, en rapport avec la force des sujets, qui sont trop enclins à garder un repos absolu qui les énerve et concourt à augmenter les troubles nerveux et à étioler les malades, surtout dans ce grand centre de Paris où les promenades sont souvent difficiles à cause des distances et dont l'air des appartements ou des logements laisse souvent beaucoup à désirer pour l'entretien du bon état des fonctions organiques. Nous combattons la constipation qui, dans ces cas est si fréquente, par de simples laxatifs comme l'huile de ricin à toutes petites doses répétées tous les jours ou deux ou trois jours de suite, suivant les besoins; le podophylin à la dose de 2 à 3 centigrammes par jour. La constipation n'est pas seulement d'un mauvais effet local, par la pression qu'exercent sur l'utérus dévié, les matières solides accumulées dans le rectum, mais elle a une action générale sur les fonctions digestives en laissant les matières s'accumuler dans l'intestin, acquérir une certaine fetidité qu'elles communiquent aux gaz qui se développent au-dessus d'elles, et qui ne s'échappant pas par la voie inférieure, la plus naturelle, remontent jusque vers l'estomac et produisent une sorte de septicémie gastro-intestinale en plus du ballonnement et de la tension incommode et souvent douloureuse qu'ils impriment aux viscères qui les contiennent. Ajouterons-nous que les bains toniques, les frictions stimulantes à la peau, les distractions, etc., concourent efficacement au but vers lequel tend le traitement que nous dénommons général, parce que les parties de ce traitement convergent vers un but commun l'amélioration des fonctions, la régénération de la constitution, le relèvement des forces organiques, la reconstitution générale, en un mot, tout ce qui embrasse la juste équilibration des fonctions organiques entr'elles.

Le traitement local, avant l'opération, consiste à apaiser les douleurs qu'une phlegmasie catarrhale chronique, passée à un état sub-aiguë peut déterminer, et à modérer la tension des tissus constitutifs de l'utérus causée par cette phlegmasie exacerbée, jusqu'à ce que ramenée à son état préexistant de chronicité, celle ci puisse permettre de procéder à l'opération qui, elle-même, est souveraine pour faire disparaître cette phlegmasie et ses conséquences, telles que : engorgement de certaines parties de l'organe utérin, érosions, granulations, exulcération, leucorrhée, tout en ramenant l'utérus à la direction normale.

Le repos, les résolutifs, tels que frictions mercurielles belladonées sur le bas-ventre, vésicatoires, les applications froides, la glace même, les émollients intus et extra sous forme de fomentations et injections, de cataplasmes de farine de lin et de bains ; tels sont suivant l'opportunité, les moyens qui constituent le traitement local.

Après l'opération, les applications réfrigérantes, la glace sur le bas-ventre pendant trois à quatre jour, pour empêcher l'explosion de douleurs nouvelles et éteindre celles qui surgissent par suite de l'opéraiion, pour s'opposer à l'hypérémie et prévenir par là quelque inflammation qui pourrait en être la conséquence ; puis les injections de lavage à l'eau de son, répétees plusieurs fois par jour, pendant le temps que les escarres mettent à être éliminées, temps que l'on peut raisonnablement estimer de dix à quinze jours. Et enfin, cette période passée, les injections détersives et de reconstitution, les pansements à travers le spéculum. Les injections sont faites avec de l'eau ordinaire et même avec de l'eau de son additionnée d'une certaine quantité d'une mixture dont j'ai déjà donné la formule. Les pansements consistent à absterger à travers le spéculum, au moyen de boulettes d'ouate portées sur le col avec de longues pinces, puis à toucher les parties avec un mélange de la mixture dans la proportion d'un tiers.

Comme résultat définitif voici ce que je puis énoncer :

Sur les cas opérés, dans quatre, il m'a fallu remettre l'opération à un ou deux mois et plus de distance, pour me donner le temps de combattre des accidents sub-aiguë ou pour laisser évoluer une maladie intercurrente, afin de n'opérer que dans des condititions favorables, d'autant qu'il n'y a ici aucun motif pour se presser.

Dans six cas, je n'ai pu obtenir le redressement du globe utérin maintenu en déviation par des adhérences, des brides solides dans le petit bassin. Mais sur trois de ces cas j'ai fait disparaître la flexion du col ; dans les trois autres il n'y avait pas de flexion. Dans les six cas j'ai obtenu la guérison des érosions, granulations, leucorrhée et de la phlegmasie catarrhale chronique qui les avait suscitées ou les entretenait, et j'ai triomphé de l'engorgement de certaines parties de l'organe qui en étaient affectées. Dans tous ces cas les malades ont obtenu ce que nous pouvons appeler une demie guérison, et ont pu reprendre et continuer leurs occupations en portant une ceinture à pelotte mobile pour les anté-versions.

Je dois à cette occasion insister plus particulièrement sur ce point, que si mon procédé opératoire triomphe des déviations, les guérit pour les raisons que j'ai données, quand il n'y a pas de brides solides qui maintiennent l'utérus dévié, il fait disparaître la phlegmasie catarrhale chronique, l'épaississement des tissus, qu'il soit œdémateux, hypertrophique, etc., ainsi que les érosions, exulcérations, granulations qui sont pour une bonne part les causes des souffrances, éprouvées par les malades.

Et comme le traitement est général, que les lésions de tissus soient ou non sous la dépendance d'une diathèse, d'une disposition générale, la cure en est toujours la conséquence. En dehors des déviations avec brides solides, la guérison radicale est la règle. Et cette guérison se maintient, puisque la plupart des malades ont pu être revues et ont fourni la démonstration de ce fait.

## ABAISSEMENTS DE MATRICE.

L'abaissement de l'utérus est réel, c'est-à-dire que le globe utérin est abaissé dans la cavité vaginale en refoulant en bas le plancher vaginal et effaçant ainsi les culs-de-sac. L'abaissement peut aller alors jusqu'au prolapsus complet, à la sortie de la matrice à travers la vulve. Il y a des intermédiaires entre ces extrêmes. L'abaissement peut n'être que relatif, c'est-à-dire que le col peut être notablement allongé, hypertrophié en longueur et quelquefois en largeur et en circonférence et simuler un abaissement de tout l'organe. Quand cette disposition du col existe à un état exagéré, il y a toujours un peu d'abaissement du globe par la traction opérée par le col ; mais s'il n'y a pas abaissement du globe, cette augmentation de longueur ne mérite pas le nom d'abaissement.

Il convient plutôt de l'appeler élongation hypertrophique du col. Il arrive très-fréquemment que des malades se plaignent amèrement d'un abaissement de matrice, parce qu'elles sentent une pesanteur à la vulve dans la position debout, comme si quelque chose menaçait de sortir, en même temps qu'elles éprouvent de fréquentes, très-fréquentes envies d'uriner.

Si le médecin n'apporte pas le plus grand soin dans l'exploration directe, il s'expose à une méprise ; il considère comme un abaissement de matrice, ce qui n'en est pas un, et par suite, il fait complétement fausse route dans la thérapeutique. C'est le plus souvent un abaissement de la vessie ou du canal de l'urèthre qui donne le change, l'urèthre faisant alors fortement saillie par sa courbe à l'ouverture supérieure de la vulve, et présentant une intumescence que les malades, en se touchant, prennent pour le col de l'utérus abaissé (1).

Dans ces cas, le globe vésical abaisse le plancher vaginal dans sa partie antérieure, refoule le globe utérin en arrière, et, quand en explorant les malades, on constate ce fait ; on trouve souvent que le col de l'utérus est à sa place, en arrière de la vessie abaissée, et paraissant souvent relativement haut placé.

D'autres fois c'est un prolapsus vaginal et surtout du segment postérieur du vagin qui vient faire saillie à la fourchette, la vessie restant à sa place. Dans ce cas, les culs-de-sac postérieurs sont effacés, la cavité vaginale est amoindrie et l'utérus peut être porté légèrement en rétroversion par le tiraillement des culs de sac postérieurs.

Huguier est de tous les chirurgiens celui qui a le mieux défini et décrit l'allongement hypertrophique du col de l'utérus.

(1) Nous avons précisément, en ce moment, une malade de province chez qui semblable erreur a été commise, et chez laquelle le médecin avait placé un pessaire. Cet instrument, refoulé au-dessus du canal, produisait l'inverse de ce qu'en espérait notre confrère, c'est-à-dire qu'arrivé au-dessus de l'urèthre, il le refoulait en bas dans la marche ou la station debout, et augmentait l'infirmité.

Il aimait à faire la section de la partie en excès du col. On avait pratiqué bien avant lui la section du col simplement hypertrophique ou pour cause de tumeurs, mais lui avait érigé la section en méthode générale.

Il m'est arrivé deux fois de faire la section d'une portion du col en élongation hypertrophique, à l'aide de l'écraseur linéaire de Chassaignac, sans avoir à noter le moindre accident, et j'ai remédié complétement à cet inconvénient morbide. Mais dans l'abaissement proprement dit de l'utérus, que le col soit ou non hypertrophié, cette section serait insuffisante pour remédier à l'abaissement, et à plus forte raison au prolapsus qui est une affection incommode et dégoutante.

C'est avec les pessaires de toutes sortes qu'on parvient à maintenir l'utérus en place une fois réduit ; mais les pessaires ont des inconvénients énormes sous le rapport de la propreté. Ils entraînent en outre un état d'irritation permanente des parois vaginales ; ils en déterminent quelquefois la phlegmasie qui envahit le col et sa cavité, phlegmasie qui peut s'étendre à la cavité utérine. Enfin les pessaires même les mieux faits et les mieux adaptés peuvent ne pas être supportés, ne pas maintenir l'utérus réduit, et les pauvres femmes en éprouvent une vraie torture.

Si l'abaissement proprement dit de la matrice est une infirmité qui gêne énormément les malades et les empêche de se livrer le plus souvent aux travaux de leur condition et de remplir les fonctions physiologiques, le prolapsus ou chûte de partie ou de la totalité de la matrice à travers la vulve est plus qu'une infirmité, c'est un malheur irréparable en ce que les femmes sont tout à fait impuissantes au travail, qu'elles ont toutes les peines à maintenir la matrice réduite n'importe par quel pessaire, et qu'elles sont vouées à une affreuse existence.

Si par une opération pratiquée d'après les mêmes bases que celles exécutées pour remédier aux déviations, on pouvait parvenir à guérir définitivement cette infirmité, ce serait un immense service rendu à ces pauvres femmes qui vivent torturées par l'impuissance de tous les moyens inutilement employés.

Depuis assez longtemps je me proposais d'opérer un abaissement très-caractérisé dès que l'occasion s'en présenterait, espérant, si je réussissais dans ce cas, pouvoir m'aventurer à opérer aussi le prolapsus. Cette occasion vient de m'être offerte et la réussite paraît aujourd'hui certaine. Voici le fait.

XXe OBSERVATION. — ABAISSEMENT DE L'UTÉRUS AVEC UN CERTAIN DEGRÉ DE RÉTROVERSION, LE COL DESCENDANT JUSQU'A L'OUVERTURE VULVAIRE A GAUCHE SANS LA FRANCHIR.

Fille C..., non mariée, profession de cuisinière, brune, forte constitution, 36 ans, a eu un enfant il y a neuf ans; a fait ses couches à l'hôpital d'où elle est sortie bien remise. Pendant trois à quatre ans ensuite elle n'a absolument rien ressenti.

Depuis six ans elle a éprouvé fréquemment des douleurs sacro-lombaires auxquelles elle ne prenait pas garde, mais qui devenant de plus en plus fortes, ont fini par entraîner de la peine, de la difficulté à travailler. Finalement depuis trois mois cette pauvre femme a dû quitter sa place et se mettre au repos.

Aujourd'hui elle accuse, avec ces douleurs persistantes, un engourdissement et une sensation de froid au fondement, des battements dans l'aine gauche et une névralgie dorsale fréquente quoique irrégulière. Elle accuse une gêne pour uriner dans certains moments, comme si quelque chose tirait sur le bas-ventre en avant, dans l'aine droite. Les époques sont régulières, mais le sang est pâle et peu abondant. Elle éprouve souvent des éblouissements à la vue, des battements de cœur, de l'essoufflement. Depuis trois mois elle a quitté sa place, mais depuis un mois elle ne fait absolument plus rien, parce qu'elle ne peut que marcher difficilement, et que, quand elle fatigue, elle éprouve une douleur sus-pelvienne qui l'arrête. Depuis qu'elle se repose absolument elle ne ressent plus ces douleurs.

Amenée à ma consultation par une de ses camarades que j'ai opérée d'une antéversion et qui est bien guérie, elle réclame l'opération.

Voici ce que révèle l'examen direct. Le col de la matrice est à l'ouverture interne de la vulve, à l'anneau vaginal, porté un peu à gauche. Il est tuméfié dans toute sa partie postérieure et le museau de tanche se trouve déformé, à forme conique tourné en haut et à gauche. Le corps de l'utérus est sensiblement porté en arrière sur le rectum et les culs de sacs postérieurs sont non-seulement effacés, mais les parois vaginales sur ce point proéminent en bas.

Je combine l'opération comme pour la rétroversion, avec cette différence, que je ferai la section complète d'une partie du col au-dessus du museau de tanche et que sur les points du plancher vaginal, où, au lieu des culs de sacs postérieurs, il y a une procidence dans la cavité du vagin, je ferai porter une incision oblique de haut en bas, de droite à gauche et de gauche à droite, incisions superficielles sur le plancher renversé, plus profondes sur le hile de l'utérus où elles viendront rejoindre à angle aigu les extrémités de la grande incision transverse située à la jonction du col et du globe.

Le lendemain, trois février dernier, je pratique l'opération. Après deux incisions transverses sur la partie postérieure du col légèrement incurvé, une à l'union du corps en haut, l'autre à deux centimètres et demi de l'orifice externe ; après les deux incisions longitudinales semi-elliptiques, aboutissant sur ces dernières, et une légère abrasion de tissus entre ces deux incisions, je pratique mes deux incisions obliques sur les culs de sacs renversés de façon à appuyer la main et les rendre plus profondes à la jonction de l'incision transverse. Enfin avec le sécateur en ciseaux, j'emporte d'un seul coup environ un demi centimètre de l'extrémité du col, sur le museau de tanche. Avec un linge imbibé d'huile je refoule l'utérus et laisse en place le linge que la malade devra retirer après quatre heures. Glace sur le ventre, injections matin et soir comme d'usage.

Le 12, il n'est survenu absolument aucun accident, et la malade peut se lever. En explorant l'utérus je le sens remonté presque au-dessus du milieu de la cavité vaginale. Je remets à vingt jours plus tard l'examen au spéculum, après la chûte de toutes les escarres, quand la cicatrisation sera commencée.

Le 3 mars, je constate que le globe est à sa place, que les culs de sac incisés et presque cicatrisés ne sont plus renversés en bas et que le col ne dépasse pas le plancher vaginal de plus de trois centimètres.

La malade a eu ses règles un peu plus abondantes que d'usage et elle assure que depuis dix jours elle peut marcher sans douleur.

A l'exploration au spéculum on voit le bourgeonnement de toutes les plaies résultant des incisions et sections. Les incisions portant sur le plancher sont cicatrisées, les autres sont encore suppurantes et l'ouverture du col sectionné apparaît au milieu du bourgeonnement

Cet état qui est déjà un succès complet ne pourra être que plus complet encore après la rétraction produite par les cicatrices.

Cette malade est donc dès aujourd'hui guérie de son abaissement de matrice et de tous les inconvénients inhérents à cette infirmité. A la première occasion j'opérerai d'après les mêmes principes et en multipliant les incisions elliptiques sur la longueur du col, un prolapsus de la matrice, et j'espère arriver à un résultat semblable.

M. — Des injections et caustiques portés dans la cavité utérine dans les pertes de sang anormales ou dans les cas de phlegmasie catarrhale.

Dans les hémorrhagies utérines, dans la phlegmasie catarrhale de la cavité du col et du globe, on a employé et on emploie encore aujourd'hui des injections de plusieurs sortes, des caustiques sous plusieurs formes.

J'ai besoin de m'arrêter un instant sur ces deux points. Les hémorrhabies utérines dépendent de nombreuses causes matérielles que je n'ai pas à énumérer, que les malades y apportent ou non une prédisposition de par leur constitution, leur état de santé, les cachexies, les diathèses, etc. Quand ces hémorrhagies sont rebelles à tous les moyens de traitement usités et compromettantes, on a conseillé de recourir à des injections astringentes et notamment à celles de perchlorure de fer dans la cavité utérine.

Cette méthode ne date guère que d'une trentaine d'années, et dans ces derniers temps, elle a été fortement préconisée par des médecins anglais et allemands malgré les revers qui sont survenus quelquefois.

En raison de la sensibilité affectée à la membrane de revêtement de la cavité utérine, les injections même à l'eau simple, peuvent déterminer des accidents graves, quelquefois mortels. Quel est le processus morbide qui préside à ces accidents? Les uns répondent qu'ils sont dus à l'inflammation. C'est possible. Ces accidents inflammatoires, si l'on veut, peuvent s'étendre aux annexes ou même au péritoine. Que ce soit par la pénétration des liquides dans la cavité péritonéale à travers les trompes, que l'inflammation aille atteindre cette dernière membrane ; ou que ce soit l'inflammation de la muqueuse utérine qui s'étende jusque dans le même péritoine en envahissant les trompes, ces accidents n'en surviennent pas moins. Les uns ont soutenu le passage des liquides injectés à travers les trompes, en s'autorisant d'expériences *post mortem*, les autres le nient absolument. Peu importe. Les injections utérines ont été suivies de mort parfois, d'autres fois d'accidents graves dont on a pu se rendre maître.

Il ressort de l'observation clinique comme des données expérimentales qu'il y a une différence énorme entre la tolérance de la membrane qui revêt la cavité du col à l'égard des agents extérieurs et de celle qui tapisse celle du globe.

Eu égard à ces motifs et parce que des accidents fréquents ont été constatés, je m'insurge contre les injections même aqueuses pour combattre certaines métrites ou des pertes de sang anormales.

Voici de quoi autoriser une telle proscription. Il y a vingt ans j'étais appelé auprès d'une jeune femme de vingt-trois ans qui avait des signes non douteux de métrite, et qui, d'après mon examen et mes suppositions devait avoir avorté une quinzaine de jours auparavant, mais à qui il ne pouvait convenir de faire un aveu.

Le col était entr'ouvert. Il était le siége d'une chaleur et d'une sensibilité exagérées ; il y avait aussi une sensibilité exagérée dans le globe utérin, revélée par la pression. La malade avait eu une perte de sang de quinze jours de durée. Elle était encore fort robuste et n'avait qu'un léger mouvement de fièvre. Je fis appliquer six sangsues sur le bas-ventre et poser des cataplasmes de farine de lin. Le lendemain elle était mieux, je me contentai de faire continuer les cataplasmes et prescrivis des injections vaginales avec la décoction de racines de guimauve et de tête de pavot.

Le surlendemain j'étais appelé en toute hâte, la malade était couverte de sueurs froides avec un pouls filiforme, face grippée, teinte cyanique. Elle avait eu la veille et toute la nuit des vomissements de matières liquides d'un vert porracé, le ventre était ballonné et la voix éteinte. Elle succombait quatre heures après a une péritonite sur-aiguë.

J'appris qu'on avait fait deux injections vaginales avec un

irrigateur lançant le liquide à plein jet, et qu'après la deuxième injection, la malade avait été prise d'un violent frisson.

Ce liquide pénétrant dans la cavité utérine par l'ouverture du col restée béante avait-il franchi les trompes et gagné le péritoine? c'est possible. Toujours est-il que la péritonite mortelle survint immédiatement après ces injections. Une pareille catastrophe doit même commander la réserve pour les injections vaginales quand l'ouverture externe du col reste largement béante n'importe par quel motif, et ces injections, de quelle nature que ce soit, doivent être poussées doucement de façon que le liquide puisse ressortir à mesure qu'il emplit la cavité vaginale.

J'ai rapporté déjà, dans le cours de ce travail, les effets terribles d'un badigeonnage au perchlorure de fer dans la cavité utérine après l'ablation d'une masse fibro-encéphaloïde chez une jeune américaine, tandis que dans quatre autres opérations semblables sur la même personne, en présence du docteur Dalpiaz, l'application de trois à quatre fers rouges dans la cavité utérine n'avait provoqué que quelques douleurs sans conséquences.

Si un badigeonnage produit de tels effets, que doit-il advenir à la suite d'injection du même liquide!

C'est surtout dans les hémorrhagies post puerpérales qu'on a préconisé les injections au perchlorure de fer. Ces hémorrhagies souvent menaçantes et quelquefois rapidement mortelles peuvent être arrêtées par des moyens pour le moins aussi efficaces et dépourvus de tout danger. La compression de l'aorte au dessus de la matrice prônée et délaissée à tort ensuite, puis enfin de nouveau réhabilitée, peut à elle seule faire triompher de l'hémorrhagie, et quand elle ne suffit pas, elle donne à l'accoucheur, au médecin, le temps suffisant pour adjoindre d'autres moyens ou manœuvres obstétricales, en suspendant l'écoulement du sang aussi longtemps qu'il voudra. Aussi les discussions qui ont lieu au sein de la Société des médecins de Londres sur l'usage des injections au perchlorure de fer dans ce cas, loin de m'avoir convaincu de leur utilité n'ont fait que me prouver leur danger.

Quant aux autres pertes de sang anormales, point n'est besoin de recourir à des injections intra-utérines de quelque nature qu'elles soient, d'abord parce que la manœuvre est très-difficile et que, comme je l'ai démontré, la plus inoffensive par elle même, de toutes les injections, peut déterminer la mort.

Dans le catarrhe utérin chronique on porte au moyen d'une baguette en verre des caustiques liquides, tels que le nitrate acide de mercure dans la cavité utérine. Ce serait une folie, s'il n'était difficile de faire pénétrer dans la cavité du corps cette baguette chargée de liquide, qui doit être essuyée par les parois de la cavité cervicale dans son parcours. Mais même appliquée à la cavité du col, une pareille cautérisation laisse à craindre, car on ne peut prévoir où s'étendra l'escarrification produite par ce caustique liquide et énormément actif.

Le nitrate d'argent porté dans la cavité du col est mieux toléré. Cette cautérisation a certainement son avantage dans ces limites, mais prétendre le porter jusqu'à l'ouverture interne de ce même canal, le laisser quelque temps pour en faire dissoudre une partie par les mucosités, de sorte que la solution pourrait s'infiltrer aveuglément dans la cavité du globe, me paraît scabreux. Et puis, qui peut répondre qu'en s'humectant, le bâton de nitrate d'argent ne se cassera pas et qu'un morceau ne restera pas engagé dans le canal d'où on aura beaucoup de peine à le retirer.

Je sais bien qu'un spécialiste distingué prétend que cela lui est arrivé quelquefois et qu'il n'a jamais vu survenir d'accidents. J'aime à le croire; mais je me fie peu aux caustiques en solution dont l'action nuisible ne dépend que du degré et de la quantité de solution ; qui, en un mot, pourraient escarrifier les parois utérines à tel point qu'une trouée pourrait en être la conséquence.

Il faut évidemment, dans ce cas, préférer les sondes porte-caustiques. Mais déjà par elles-mêmes, ces sondes mal dirigées, peuvent produire quelques dégâts préjudiciables.

J'aime mieux, dans tous ces cas, me servir d'un fer rouge qu'on manie à volonté et dont l'action est limitée presque exactement aussi à volonté. Qu'on parle de la cautérisation au nitrate d'argent comme méthode de substitution, c'est bien ! mais c'est alors par simple attouchement. Son action prolongée, c'est l'escarrification et une escarrification aveugle.

La cautérisation avec les divers caustiques, surtout avec le nitrate d'argent conviennent dans les cas de lésions superfi-

cielles du col, érosions, exulcérations, granulations, etc., de beaucoup les plus nombreuses et les plus fréquentes.

Nélaton avait l'habitude d'enlever avec une curette les granulations de la cavité cervicale et de cautériser ensuite avec le nitrate d'argent ; ce procédé a été employé par ses adeptes et des spécialistes. Je doute qu'un récurage de la cavité cervicale soit absolument sans inconvénient quand on voit quelquefois la moindre égratignure produite par un catether devenir la source d'accidents sérieux. En tous cas la cautérisation des surfaces abrasées pare à ces inconvénients, mais le procédé me paraît peu radical et nécessiter beaucoup de précautions.

Amussat père prodiguait le caustique de Filhos. Il l'employait un peu à toutes sauces, c'était une panacée.

Tous les médecins se servent un peu banalement du nitrate d'argent pour cautériser, sous prétexte de méthode de substitution. Quand cette méthode est applicable, et cela a lieu très-fréquemment, sa mise en œuvre est de raison, je dirai presque de rigueur.

Mais de toutes choses on abuse, même des meilleures. En effet, ces procédés de cautérisation ont l'avantage, outre la guérison qu'ils finissent par procurer dans bon nombre de cas tous légers, au bout d'un temps plus ou moins long, de ramener périodiquement les mêmes malades un grand nombre de fois dans le cabinet du médecin. Et il faut bien le reconnaître, cette manière de procéder maniée avec adresse a réussi à peupler les salons d'attente de plus d'un confrère et pas des plus bas placés dans l'échelle hiérarchique. De sorte que réputations et bénéfices étaient pour eux la résultante d'une combinaison scientifique habilement mise en œuvre, mais peu profonde comme intelligence de l'art.

Au fond, il y a là quelque chose qui, sous l'apparence de la science, choque le bon sens et heurte tant soit peu la morale ! Car il faut, en ce bas monde, procéder autant que faire se peut, avec une inexorable logique. Eh bien ! ou les cautérisations ont besoin d'être répétées souvent et longtemps pour obtenir une cure, ou elles peuvent entraîner rapidement la guérison dans une foule de cas, d'ailleurs tous plus ou moins légers. Leur emploi est évidemment restreint à ces derniers. Elles doivent être proscrites dans les premiers pour leur substituer un mode d'action plus énergique et plus prompt qui évite au moins aux malades ces présentations fréquentes supportées, mais odieuses au plus grand nombre, en même temps qu'elles débarrasse plus sûrement et plus promptement.

La cautérisation au fer rouge n'expose à aucun danger ; elle est même sous ce rapport bien supérieure au caustique le plus inoffensif. Elle ne cause que peu ou pas de douleurs eu égard au genre de sensibilité de la matrice et surtout du col. Son action est beaucoup mieux limitée aux points que l'on veut atteindre, sans qu'il y ait diffusion du caustique; elle détruit les surfaces malades pour permettre une régénération ultérieure; son action est prompte et a rarement besoin d'être répétée, ce qui épargne aux malades, au moins à celles qui sont retenues par la pudeur naturelle à leur sexe, de venir s'étaler périodiquement dans le cabinet du médecin.

Enfin, elle guérit à peu près à coup sûr et promptement, lorsque la maladie est curable. Ce n'est point une méthode de substitution, comme on le dit, pour la cautérisation au nitrate d'argent, mais c'est une méthode de destruction pour la réparation et la reconstitution normale des tissus.

L'application des fers au rouge cerise, au rouge brun est le plus sûr moyen de triompher d'une hémorrhagie surtout quand elle ne dépend pas d'une lésion d'artère d'un certain calibre et à plus forte raison quand elle est capillaire.

C'est dans certaines pertes anormales de sang de la matrice, qui résistent aux moyens ordinaires, une ressource bien autrement précieuse que les injections utérines de quelque nature que ce soit, et en tous cas bien autrement inoffensive que ces dernières (je fais ici exception pour les hémorrhagies post puerpérales au sujet desquelles je me suis expliqué plus haut). Si, par exemple, la perte de sang dépend d'une tumeur utérine accessible à la vue, le fer rouge en est promptement maître. Si l'hémorrhagie a sa source dans la cavité du globe utérin lui-même, le cas est beaucoup plus difficile, mais vu l'exiguité de cette cavité, il permet même de pouvoir atteindre quoique un peu au hasard, la tumeur ou la portion de tissu qui donne lieu à l'écoulement du sang. A plus forte raison si c'est toute la surface de la cavité qui laisse s'ourdre le sang est-on sûr de l'arrêter par l'introduction répétée de fers rouges de dimension et de forme appropriées.

En 1847 ou 1848, Dieulafoy, de Toulouse, l'oncle, je crois, de mon jeune confrère de Paris, était arrivé, après dilatation préalable du col, à détruire en trois ou quatre séances, au moyen des fers rouges, une tumeur située dans le fond de l'utérus qui donnait lieu à des pertes de sang incessantes. Dans une consultation avec trois autres confrères, il avait émis cette opinion, qui fut d'abord repoussée puis acceptée. Finalement, ces trois médecins purent s'assurer du plein succès obtenu par Dieulafoy après avoir assisté à chaque séance, et deux ans après il n'y avait pas eu récidive.

J'ai, pour mon compte, fait fréquemment les mêmes applications et je dois rapporter avec détail un cas, entre autres, où j'ai triomphé complétement et sans avoir dilaté préalablement le col. Ce cas ne le cède en rien sous le rapport de la gravité et des circonstances à celui de Dieulafoy.

XXIe Observation. — Pertes de sang continues pendant six mois chez une dame de 40 ans ; douleurs sacro-lombaire et sacro-iliaque gauche. Anémie profonde ; tous les moyens restant sans résultats, cautères à tiges cylindriques au rouge cerise portés dans la cavité utérine. Guérison radicale.

Mme Mel..., 4, rue Saint-Jean, à Suresnes, 40 ans, d'une vigoureuse constitution, a eu plusieurs enfants et une fausse couche entre ses deux dernières grossesses. La dernière couche qui a eu lieu pendant le siége a été marquée par une hémorrhagie post puerpérale.

Mme Mel... a nourri le dernier enfant jusqu'à dix-huit mois. Elle l'a sevré parce que ses règles avaient reparu. Ces règles se sont prolongées quinze jours, et ont été marquées par des douleurs occupant toute la région sacro-lombaire et la fosse iliaque gauche. Trois semaines après la cessation des règles le sang a reparu. Cette nouvelle menstruation très-abondante pendant quinze jours, s'est terminée par un léger suintement sanguin qui dure depuis six mois. L'écoulement a été tellement continu depuis ce moment que Mme Mel... soupçonne le retour des règles à l'abondance du sang, qui revient périodiquement tous les quinze à vingt jours. Depuis six mois elle garde à peu près constamment le lit, car il semble que quand elle se lève, le sang coule en plus grande quantité.

Elle a reçu des soins assidus d'un confrère de Suresne ou de Courbevoie sans que sa position se soit améliorée un seul instant. Comme le mari était en voyage en Russie depuis cinq mois, elle n'a jamais pensé à recourir à d'autres lumières. C'est à son retour de Russie que le mari, trouvant sa femme exsangue, est venu me prier d'aller la voir.

Le 10 du mois de juin 1873, premier examen : face bouffie, pâle, vomissements fréquents, perte complète d'appétit, bruit de souffle carotidien et au premier temps, pouls petit, déprimé et fréquent, à 90 : fréquentes palpitations au moindre mouvement, bruissement des oreilles, vertiges ; insomnie, caractère attristé, état nerveux prédominant ; névralgies frontales ou fronto-pariétales fréquentes, douleurs dans la fosse iliaque gauche s'irradiant au membre pelvien du même côté à forme névralgique, s'exaspérant tous les soirs.

La pression sur la fosse iliaque n'exaspère pas notablement la douleur et les divers mouvements du membre correspondant sur le bassin ne l'influencent pas davantage.

Le toucher vaginal permet de constater que le col est lisse, uni, sans chaleur anormale, sans altération de texture. En remontant jusqu'au cul de sac gauche et pressant sur la partie gauche du globe utérin, tandis que la main droite presse en sens contraire dans la fosse iliaque, la malade accuse une sensibilité exagérée.

A l'examen au spéculum, après avoir déblayé la cavité vaginale de quelques caillots sanguins, même constatation de l'état du col. Je vois sourdre lentement par l'ouverture du museau de tanche un filet extrêmement fin de sang rosé qui vient s'étaler dans le spéculum. Ce sang sort probablement de la cavité utérine.

A ce moment je me demande quelle peut bien être la cause matérielle de cet écoulement sanguin qui continue depuis près de six mois et qui a réduit la malade en un si pitoyable état. Est-ce une petite tumeur située dans la cavité utérine, un fongus? L'examen le plus assidu ne m'a pas permis de constater une déformation du globe utérin, ni une augmentation de volume. J'écarte donc cette supposition. Est-ce une inflammation chronique de la trompe, de la frange gauche ou quelqu'autre lésion chronique de ces parties? la douleur persistante de la fosse iliaque gauche, douleur s'irradiant dans le membre pelvien du même côté et dans la région sacro-lombaire me fait admettre cette dernière supposition.

Je pratique le tamponnement avec de l'amadou dans la partie correspondante à l'ouverture du col et imbibé de perchlorure de fer. Glace sur le ventre en permanence. Vin de Madère. Potions à l'ergotine à 2 grammes.

L'écoulement sanguin s'arrête deux jours, pour reparaître ensuite : vésicatoire dans la fosse iliaque gauche, continuation de la glace sur le bas-ventre. Au bout de quinze jours rien n'est changé et cependant on a pratiqué des injections vaginales au perchlorure de fer dilué.

En présence de cette persistance de l'hémorrhagie, je me décide à porter dans la cavité utérine le fer rouge.

Le 25 juin, avec l'assistance du mari, je fais quatre applications de fer rouge. C'est d'abord une tige cylindrique deux fois grosse comme une aiguille à tricoter qui enfile le canal jusque dans la cavité utérine. Une fois le trajet parcouru, une tige de volume double est porté aussi avant que possible dans la cavité en pressant à gauche, puis une troisième et quatrième tiges de plus gros calibre sont successivement portées dans la cavité où j'ai soin d'exécuter des mouvements de rotation pour cautériser partout.

Des douleurs vives, profondes, retentissant dans tout le petit bassin et notamment à gauche, succèdent à ces applications; glace sur le ventre nuit et jour. Trois grammes de chloral et une pilule d'extrait thébaïque à 5 centigrammes, qui procurent un sommeil de six heures.

Le lendemain 26, douleurs moins intenses, mais encore un peu vives. Continuation de la glace, 20 grammes d'huile de ricin; 3 grammes de chloral et une pilule d'extrait thébaïque pour le soir. La nuit est très calme et la malade dort bien.

Le 27, le sang n'a pas reparu, la douleur a cessé, mais il y a anorexie, envies de vomir, dégoût des aliments. Glace à l'intérieur, glace sur le ventre, vin de Madère, bouillon glacé.

Le 28, réveil de la douleur la veille à cinq heures du soir, cette fois sous forme névralgique s'étendant à tout le côté gauche et déterminant une hémicranie gauche. La névralgie a cessé dans la matinée. Le sang ne reparaît p s. Suppression de la glace sur le ventre; 0,80 centigrammes de sulfate de quinine. Une pilule d'opium pour la nuit, bouillon glacé et vin de Madère.

Bref, pendant dix jours, le sulfate de quinine à doses décroissantes, a été suivi de la disparition de la névropathie intermittente. L'hémorrhagie est définitivement arrêtée. La malade peut s'alimenter un peu et les digestions se font passablement. Un mois après l'opération, les règles apparaissent pour durer cinq jours. Le rétablissement de M<sup>me</sup> Mel... s'est opéré graduellement. Les règles sont revenues régulièrement à époques fixes et l'hémorrhagie a été définitivement domptée.

J'ai pu revoir cette dame trois ans de suite, et sa santé est restée florissante, malgré ses appréhensions continuelles pour une hémorrhagie qui l a si puissamment impressionnée.

Je n'ai pas de commentaires à faire sur ce fait qui reste avec ses conséquences brutales et ne veux point chercher à expliquer pourquoi ni comment le fer rouge a pu dompter cette hémorrhagie rebelle si longtemps à tous les moyens usités.

La seule conclusion que je puisse régulièrement tirer, c'est que l'introduction de fers rouges dans la cavité utérine, pour déterminer quelques vives douleurs, n'est point compromettante pour les malades.

### N. — L'UTÉROTOMIE IGNÉE EST LA MEILLEURE MÉTHODE POUR L'ABLATION DES TUMEURS DU COL DE L'UTÉRUS, ACCESSIBLES A LA VUE.

Si mon instrumentation, composée d'instruments tranchants de formes multiples, mousses ou acérés à l'extrémité, à tranchant droit concave ou convexe, à lame courbe sur le plat en dehors ou en dedans, en demi ou quart de lune, à truelle, à spatule, à roseau, à olive ou à marteau, tous supportés par une longue tige munie d'un manche, se prête admirablement aux sections de toutes sortes et dans toutes les directions sur le col de l'utérus et sans danger aucun lorsqu'ils sont chauffés au point convenable ;

Si, au moyen de cette instrumentation et de ce système, je parviens à redresser les déviations et flexions extrêmes, à relever les abaissements de matrice, à faire disparaître les prolapsus. à plus forte raison s'adaptent-t-ils à l'ablation de toutes sortes de tumeurs, de lésions du col accessibles à la vue.

J'ai donné les motifs de ma préférence pour les instruments incandescents sur le galvano caustique. Cette dernière, très-avantageuse pour les parties sur lesquelles on peut manœuvrer en toute liberté ou sur celles qui, n'étant pas garanties par un entourage, comme le spéculum, exposeraient le fer rouge à s'égarer sur des tissus voisins qui pourraient être lésés, ne saurait convenir, sous aucun rapport, autant que mon instrumentation, dans la chirurgie utéro-vaginale. En effet, en cas d'hémorrhagie, elle ne permet pas de dompter l'écoulement du sang avec autant de facilité et de précision. Elle ne permet pas de suivre, de contourner les tumeurs ou les surfaces à inciser. Les anses ou les tiges ne peuvent suffire à des manœuvres opératoires souvent difficiles à exécuter. Si j'ajoute enfin que les incisions, excisions au fer rouge, sont peu ou point douloureuses, préservent de toute absorption de matières sceptiques par suite de l'escarrification des surfaces incisées, qu'elles n'exposent à aucune hémorrhagie quand elles sont faites comme je l'ai indiqué, on saisira immédiatement les avantages et la sécurité que donne cette méthode. J'ai enlevé des tumeurs épithéliales du col, des tumeurs fongueuses, des tumeurs fibreuses encastrées dans l'une des lèvres du museau de tanche, etc. Je donne pour finir deux observations comme exemples dans ce genre.

### XXII^e Observation. — Ablation d'un épithelioma du museau de tanche et d'une partie du col utérin.

M^me Dor..., à Clichy-la-Garenne, femme d'un nourrisseur, est atteinte d'un épithélioma du col depuis un temps dont elle ne peut préciser la date. Elle souffre énormément depuis quatre mois. Les souffrances portent spécialement sur le rectum, comme s'il s'agissait d'une affection de cet organe, que je trouve cependant intact à l'exploration directe.

Après chaque garde-robe les douleurs sont tellement violentes que la malade a parfois des syncopes Il y a aussi douleur de la région lombaire, dans tout le bassin et jusqu'aux cuisses. La tumeur a gagné surtout vers le cul de sac postérieur gauche ; c'est là probablement la cause des douleurs terribles du sphincter rectal. La miction est facile et sans douleur, ce qui s'explique par l'absence de lésion du col vers sa jonction en avant avec le plancher vagino-vésical.

Cette malade a encore beaucoup de fraîcheur et d'embonpoint ; depuis trois mois qu'elle est soignée par plusieurs confrères, elle ne peut obtenir un peu de sommeil qu'à l'aide de la morphine dont elle use largement.

Le 16 octobre 1873, aidé de mon confrère le docteur Dalpiaz, je l'opère avec les couteaux incandescents. Je peux, à l'aide d'une dissection patiente, enlever la plus grande partie des tissus altérés, mes instruments me permettant de couper en tous sens. Je ménage la portion avoisinant le cul de sac postérieur gauche, à cause du peu de distance de ce cul de sac. Après avoir entaillé de petites lamelles sur ce point, en laissant une certaine portion des tissus affectés, je fais ensuite des cautérisations profondes et limitées de façon à détruire le reste du mal. L'opération a duré trois quarts d'heure.

Cette opération n'a été pratiquée que sur les instances de la malade et de la famille, et, toutefois, après avoir prévenu le mari que, dans ce cas, l'opération ne pouvait être qu'un palliatif, ce genre de tumeur se reproduisant fatalement et devant poursuivre sa marche pour aboutir à la cachexie.

L'hydrate de chloral à la dose de deux ou trois grammes, tous les soirs, est prescrit ensuite pour procurer du sommeil, et quand la dernière dose sera insuffisante, la malade devra prendre, après un quart d'heure, une pilule d'extrait thébaïque à 0,05.

Les gardes-robes seront toujours provoquées à l'aide de lavements ou de laxatifs. Injections quotidiennes avec la décoction de racines de guimauve et de tête de pavot froide ou dégourdie.

Les conséquences de cette opération ont été d'abord, et pendant un mois et demi, la cessation des grandes douleurs rectales, la modération des autres douleurs ; la possibilité de se lever, de s'asseoir et marcher, ce qui a fait une heureuse diversion pour une malade qui ne quittait presque pas le lit depuis trois mois, et enfin la possibilité d'un sommeil prolongé, d'un calme après lequel la malade n'espérait plus en dehors des narcotiques ou du chloral.

### XXIIIe Observation. — Ablation d'un épithélioma du col utérin.

Mme Lu..., 14, rue d'Asnières, à Levallois, 35 ans, épithélioma du col de l'utérus ulcéré et, depuis un an environ, causant de grandes souffrances.

Soignée par le chirurgien de la maison de Charenton, puis par le docteur Dumoulin de Levallois-Perret. Le premier a refusé d'opérer, le second pensant pouvoir améliorer la position me demande pour l'opération.

Le 10 décembre 1874, avec son aide et au moyen de mes utérotomes au rouge brun et au rouge cerise je parviens à séparer les parties affectées du col d'avec les parties saines; j'enlève ensuite tout ce qui peut être détaché et je détruis avec des cautères olivaires, à marteau, à roseau et à truelle toute la partie antérieure qui ne peut être enlevée après isolement. La malade ne perd que quelques gouttes de sang. Application de glace sur le ventre. On donne trois grammes de chloral dont la malade use depuis quelque temps et tout se passe bien ensuite. Un mois après toutes les escharres sont détachées; une partie de la plaie est en voie de cicatrisation. Une autre, celle de la partie antérieure, poursuit sa marche. En tous cas, les douleurs ont été en grande partie enrayées et cette opération a procuré du soulagement et du répit.

On le voit, avec les instruments incandescents, on peut sans danger et sans grande douleur, attaquer avec précision les tumeurs de plus mauvaise nature et apporter au moins du soulagement à de pauvres malades, dans les cas les plus graves, et obtenir une guérison complète pour les tumeurs non sujettes à repullulation.

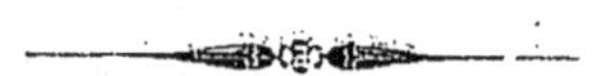

Le sujet de la 20e observation (page 92), ayant trait à un abaissement bien constaté de l'utérus avec une légère rétroversion, a été revue par moi le 10 avril courant. La guérison est radicale. L'utérus remis à sa place est remonté à tel point que le col ne dépasse pas de plus de deux centimètres le plancher vaginal et que les culs-de-sacs sont rétablis comme avant l'abaissement. Enfin le museau de tanche est reconstitué et la malade qui marchait sans aucune gêne depuis plus de trente jours, a pu reprendre son travail.

J'ai opéré, le 20 et le 28 mars dernier, deux nouveaux abaissements de matrice dont l'un plus accentué encore que celui-ci, et l'autre avec antéversion. Aujourd'hui le succès dans ces deux cas me paraît assuré. Mais je dois attendre l'issue définitive pour la publier *in extenso* avec détails,— ce qui sera fait dans le *Courrier médical*.

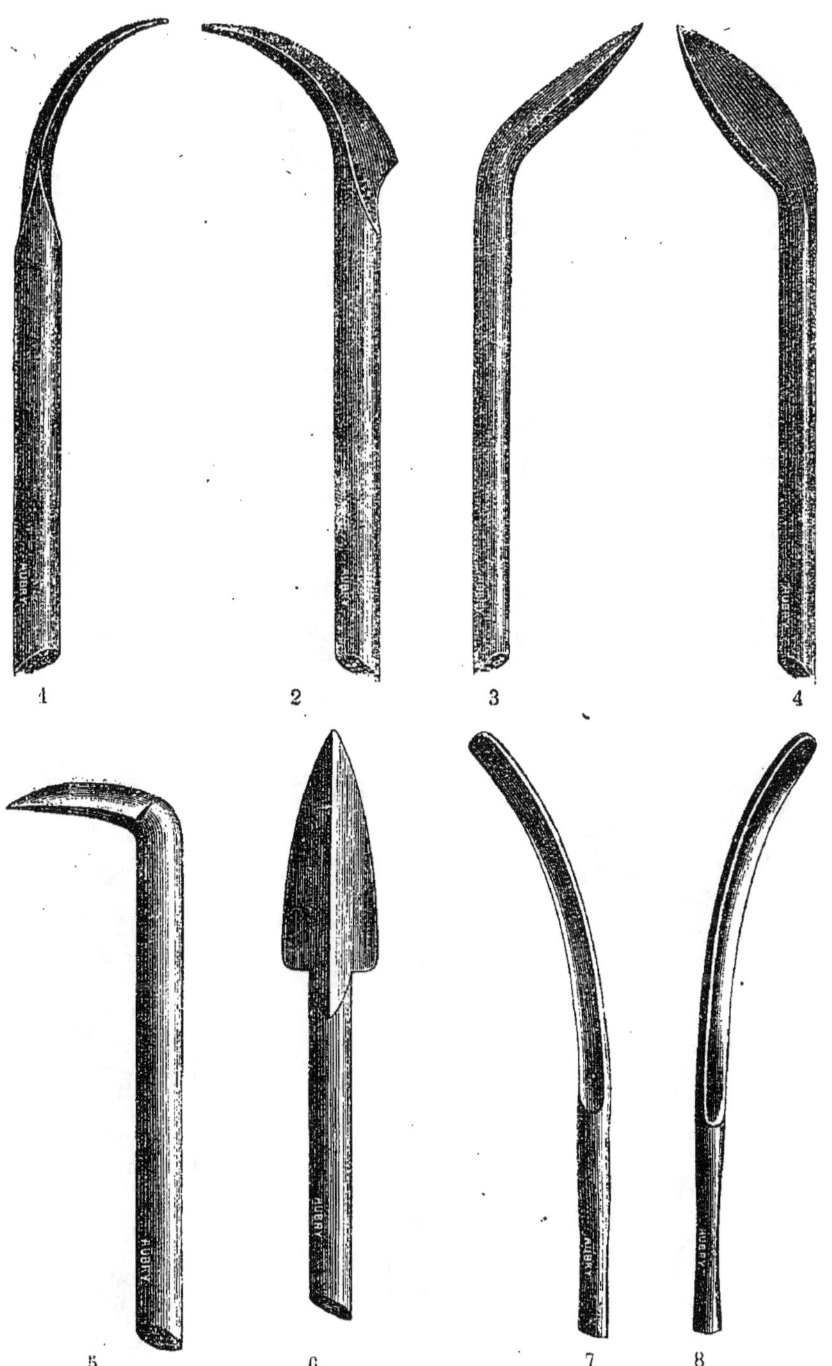


1. Utérotome à tranchant convexe. — 2. Utérotome à tranchant concave. — 3. Utérotome à lame à angle ouvert sur la tige, à tranchant en dedans. — 4. Même utérotome à tranchant en dehors. — 5. Utérotome à lame à angle droit sur la tige, à tranchant perpendiculaire. — 6. Utérotome lancéolaire. — 7. Utérotome à lame mousse à la pointe et courbe sur plat à gauche. — 8. Utérotome à lame mousse à la pointe et courbe sur plat à droite.

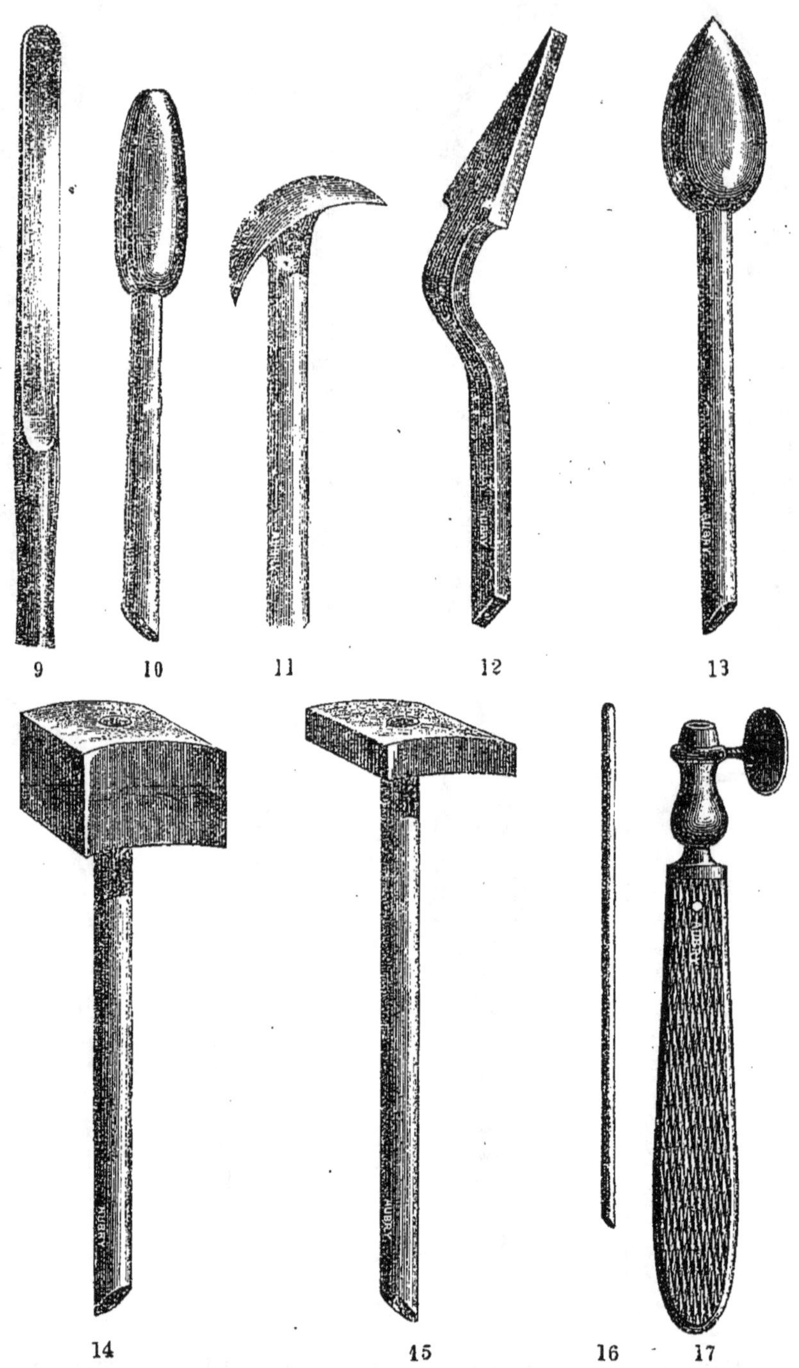


9. Utérotome à lame droite et mousse à la pointe — 10. Cautère à roseau. — 11. Sécateur emporte-pièce. — 12. Utérotome truelle. — 13. Cautère olivaire. — 14. Cautère à marteau fort. — 15. Cautère à marteau faible. — 16. Utérotome cylindrique. — 17. Manche auquel on fixe l'utérotome.

# TABLE DES MATIÈRES

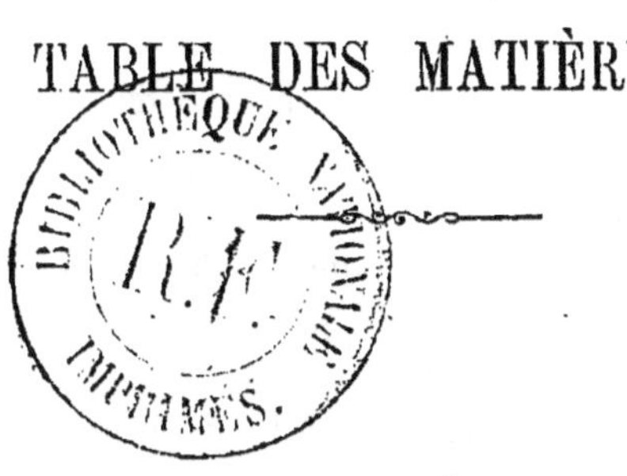


Traitement des maladies chroniques de l'utérus. — Nouveau procédé opératoire pour la guérison des déviations et infléxions. . . . . . . . . . . . . . . . . 1

A. Historique. . . . . . . . . . . . . . . . 1

1° Débats académiques. . . . . . . . . . 4

B. Considérations générales sur la curabilité spontanée de certaines maladies utérines et la non-curabilité de certaines autres et leur traitement. . . . . . 8

C. Déviations utérines. — Anté et rétroversions, anté et rétroflexions. . . . . . . . . . . . . . 10

1° Antéversions et rétroversions. . . . . . . 11

2° Inflexions. . . . . . . . . . . . . . 11

3° Moyens de reconnaître les déviations et leur situation. . . . . . . . . . . . . . 13

4° Étiologie des déviations et des inflexions utérines. . . . . . . . . . . . . . . 15

5° Symptômes. . . . . . . . . . . . . . 18

Douleur. . . . . . . . . . . . . . . 19

Miction. . . . . . . . . . . . . . . 19

Défécation. . . . . . . . . . . . . . 19

Menstruation. . . . . . . . . . . . . 19

Leucorrhée. . . . . . . . . . . . . . 20
Locomotion et divers troubles fonctionnels. . . 21
Troubles digestifs. . . . . . . . . . . . 21
6° Durée avant le traitement. . . . . . . . . 22
7° Pronostic. . . . . . . . . . . . . . . 22

D. Des méthodes et procédés pour redresser l'utérus dans l'antéversion et la rétroversion. . . . . 22
1re Observation. — Antéversion chez une dame mariée depuis neuf ans, sans enfant. — Redresseur utérin de Garriel, à air. — Guérison ; grossesse ultérieure, accouchement à terme. . . . 25

E. Notions préliminaires pour l'intelligence de mon procédé de redressement. . . . . . . . . . . 27
1° Constitution anatomique de l'utérus et des annexes. . . . . . . . . . . . . . . 28
2° Couches musculaires. . . . . . . . . . . 29

F. Causes du redressement après l'opération.. . . . 30

G. Instrumentation. . . . . . . . . . . . . . 31

H. Mon procédé de redressement, raisons de son innocuité et de son action. . . . . . . . . . . . . . 32

I. Procédé opératoire.. . . . . . . . . . . . 34
Déviations réductibles et irréductibles. . . . . 37
2e Observation. — Antéversion avec rétroflexion du col. — Adhérences par suite de pelvi-métrite suite de couches. . . . . . . . . . . . 38
3e Observation. — Rétroflexion ancienne. — Opération. — Guérison radicale. . . . . . . . 41
4e Observation. — Rétroflexion du col avec antéversion. — Guérison.. . . . . . . . . . 47

J. Preuves de l'impuissance des moyens jusqu'alors employés pour guérir les déviations.. . . . . . 53

K. Motifs pour opérer. . . . . . . . . . . . . 55
5e Observation. — Antéversion. — Guérison. . . 57
6e Observation. — Rétroversion de trois ans de date. — Absence de grossesse pendant tout ce temps. — Guérison. — Grossesse ultérieure. . 59
7e Observation. — Rétroversion avec antéflexion du col après deux avortements. — Guérison. — Accouchement à terme. . . . . . . . . . 62

8e Observation. — Antéversion suite de phlegmasie aiguë puis subaiguë. — Guérison. . . . . . . 64
9e Observation. — Antéversion ancienne avec engorgement du col et du globe dans la partie antérieure. — Guérison. . . . . . . . . . . 65
10e Observation. — Rétroversion ancienne avec engorgement du col. — Guérison. . . . . . . 66
11e Observation. — Antéversion ancienne avec flexion extrême du col et adhérences solides du globe utérin. — Opération. — Demi succès. . . 66
12e Observation. — Rétroflexion avec déchirure de la commissure droite. — Guérison. . . . 68
13e Observation. — Rétroflexion avec déchirure de la commissure droite du museau de tanche. — Guérison. . . . . . . . . . . . . . . 69
14e Observation. — Antéversion reconnue à propos d'une fièvre typhoïde avec pertes utérines qui avaient été rapportées à une ulcération du col. — Guérison. . . . . . . . . . . . . . . . 70
15e Observation. — Rétroflexion extrême avec engorgement du col dans la partie antérieure, exulcération et granulations nombreuses des lèvres, déchirure ancienne de la commissure droite. — Guérison. . . . . . . . . . . . . . . . 71
16e Observation. — Antéversion avec déchirure de la commissure droite, de trois ans de date. — Guérison. . . . . . . . . . . . . . . . 74
17e Observation. — Rétroflexion extrême. — Guérison. . . . . . . . . . . . . . . . . . 77
18e Observation. — Antéversion ancienne; amaigrissement considérable, troubles nerveux de toutes sortes. — Opération. — Guérison. . . . 77
19e Observation. — Rétroversion. — Anémie. — Guérison. . . . . . . . . . . . . . . . 82

L. Résultats acquis par notre traitement dans les antéversions et rétroversions et dans les antéflexions et rétroflexions extrêmes. . . . . . . 85
Abaissements de matrice. . . . . . . . . 89
20e Observation. — Abaissement de l'utérus avec un certain degré de rétroversion, le col descen-

dant jusqu'à l'ouverture vulvaire à gauche sans la franchir. . . . . . . . . . . . . . 92

M. Des injections et caustiques portés dans la cavité utérine dans les pertes de sang anormales ou dans les cas de phlegmasie catarrhale.. . . . . 94

21e Observation. — Pertes de sang continues pendant six mois, chez une dame de 40 ans; douleurs sacro-lombaire et sacro-iliaque gauche. Anémie profonde ; tous les moyens restent sans résultats, cautères à tiges cylindriques au rouge cerise portés dans la cavité utérine. — Guérison radicale. . 100

N. L'utérotomie ignée est la meilleure méthode pour l'ablation des tumeurs du col de l'utérus, accessibles à la vue. . . . . . . . . . . . . 103

22e Observation. — Ablation d'un épithelioma du museau de tanche et d'une partie du col utérin. . 104

23e Observation. — Ablation d'un épithélioma du col utérin. . . . . . . . . . . . . . . 105

## ERRATA

Page 86, 4e alinéa : *denommons*, au lieu de : *denommions*.
Page 90, 4e alinéa, 3e ligne, *virgule* après fait.
Page 102, 3e alinéa, 2e ligne : *la galvano-caustique*.

www.ingramcontent.com/pod-product-compliance
Lightning Source LLC
LaVergne TN
LVHW020330230826
846091LV00003B/826

* 9 7 8 2 0 1 4 0 3 4 1 5 8 *